Die ersten 30 Essenzen und ihre Wirkung auf die Chakren

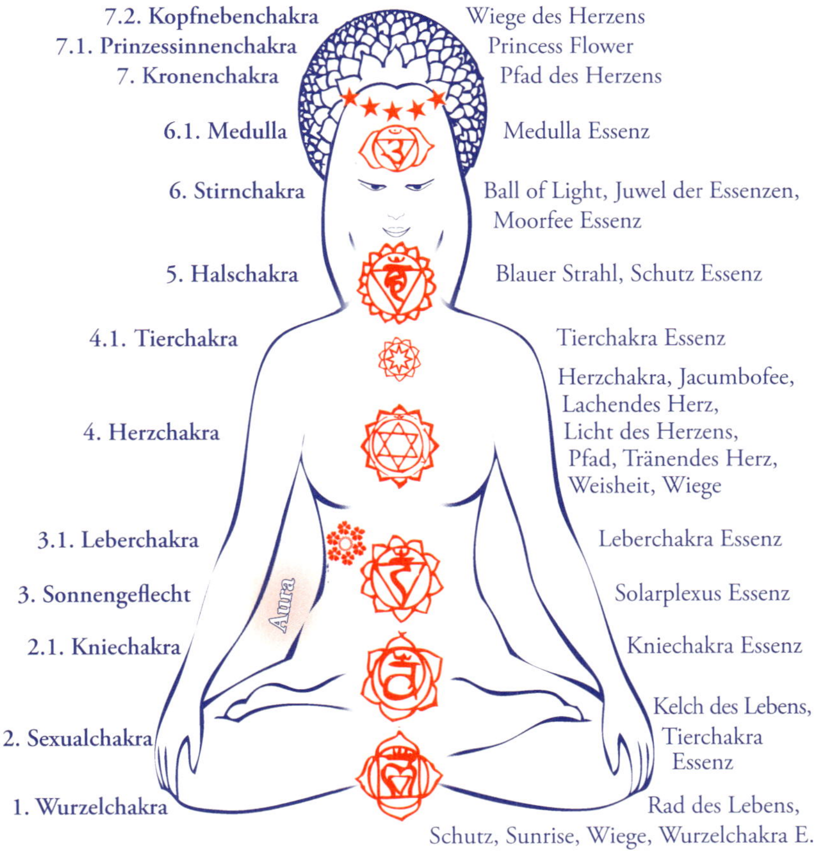

Wirbelsäule

Hüter der kosmischen Wahrheit, Magnetische Essenz, Waldfee Essenz

Aura

Elektrosmog Schutzessenz, Little Helper, Zellessenz

Dieses Handbuch widme ich allen Menschen, die den Mut haben, wieder auf die Kräfte der Natur zu vertrauen!

Carola Lage-Roy

Das Handbuch der Chakrablüten Essenzen

Band I

Die ersten 30 Essenzen im Überblick

Lage & Roy

Die Namen der Personen wurden geändert, außer wenn die Betreffenden mit der Veröffentlichung ihres Namen einverstanden waren.

Die Ratschläge und Empfehlungen dieses Buches wurden von Autor und Verlag nach bestem Wissen und Gewissen erarbeitet und sorgfältig geprüft. Dennoch kann keine Garantie übernommen werden. Eine Haftung des Autors, des Verlages oder seiner Beauftragten für Personen-, Sach- oder Vermögensschäden ist ausgeschlossen.
Sofern in diesem Buch eingetragene Warenzeichen, Handelsnamen und Gebrauchsnamen wie die „Chakrablüten Essenzen" verwendet werden, auch wenn diese nicht als solche gekennzeichnet sind, gelten die entsprechenden Schutzbestimmungen.
Die „Chakrablüten Essenzen" sind keine Arzneimittel.

Impressum

Carola Lage-Roy
„Das Handbuch der Chakrablüten Essenzen"
Band I
Die ersten 30 Essenzen im Überblick

© Lage & Roy Verlag für homöopathische Literatur
Burgstraße 8 · D-82418 Riegsee-Hagen · Tel. 08841-4455
verlag@lage-roy.de · www.lage-roy.de

5., vollständig überarbeitete und aktualisierte Auflage März 2016
7. Auflage Mai 2019

Satz: Bettina Eder, Ohlstadt
Druck: Druckerei Steinmeier

ISBN 978-3-929108-33-0

Inhalt

Vorwort 8
Einführung 10
Was sind Chakren? 11
Was ist das Besondere an den Chakrablüten Essenzen? 13
Wie die Chakrablüten Essenzen wirken 14
Chakrablüten Essenzen und Homöopathie 15
Die Anwendung und Dosierung 18
Wie werden die Essenzen eingenommen? 21
Essenzen auf Alkohol- und Quellwasserbasis 22
Wann werden die Essenzensalben eingesetzt? 25
Wie sieht eine Heilsitzung aus? 26
Welche Heilreaktionen können auftreten? 27
Die ersten 12 Essenzen
1. Herzchakra Essenz (Goldiger Stern) 31
2. Leberchakra Essenz 36
3. Solarplexus Essenz 42
4. Essenz des Blauen Strahls 49
5. Moorfee Essenz 55
6. Juwel der Essenzen 62
7. Tierchakra Essenz 69
8. Magnetische Essenz 76
9. Pfad des Herzens 81
10. Wiege des Herzens 88
11. Princess Flower Essenz 94
12. Kelch des Lebens 102

Die zweiten 12 Essenzen

13. Zellessenz 108
14. Licht des Herzens 114
15. Medulla Essenz 119
16. Hüter der kosmischen Wahrheit 125
17. Rad des Lebens 131
18. Wurzelchakra Essenz 137
19. Waldfee Essenz 142
20. Jacumbofee Essenz 147
21. Balsam Essenz 152
22. Schutz Essenz 156
23. Elektrosmog Schutzessenz 160
24. Sunrise Essenz 166

Die dritten 6 Essenzen

25. Tränendes Herz 171
26. Lachendes Herz 175
27. Kniechakra Essenz 178
28. Little Helper Essenz (Kleine Helfer) 182
29. Ball of Light (Lichtkugel) 185
30. Weisheit des Herzens 189

Symptomenregister 194
Impffolgen aufspüren und behandeln 233
Durchführung einer Heilsitzung 234
Weitere Literatur und Bezugsquellen 235

Danksagung

Das Geschenk der Chakrablüten Essenzen verdanke ich den göttlichen Wesen der Chakrablüten Essenzen, die mich auf wundersame Weise zu den vorbestimmten Orten und den richtigen Blüten führen.

Meinen Eltern danke ich, dass sie die Liebe zur Natur in mir gefördert haben. Meinem Mann Ravi, der mich trotz eigener großer Projekte liebevoll unterstützt, Dr. Edward Bach, der die Blütentherapie in Europa wieder einführte, und Samuel Hahnemann, dem Entdecker der Homöopathie, verdanke ich das Rüstzeug zur Übermittlung und Erforschung der Chakrablüten Essenzen. Unseren Kindern Jakob, Jonas und Aron danke ich für ihren Glauben an die Chakrablüten Essenzen und ihr Vertrauen in mich.

Allen Anwenderinnen und Anwendern, die mir ihre Erfahrungen mit den Chakrablüten Essenzen mitgeteilt haben, gilt mein besonderer Dank.

Auch allen Menschen, die an der Gesamtherstellung des Buches beteiligt waren, möchte ich an dieser Stelle herzlich danken.

Vorwort

Liebe Leserin, lieber Leser,

Sie sind wahrscheinlich durch ganz besondere Umstände an dieses Buch herangeführt worden und befinden sich damit JETZT an einer Wegkreuzung. Wenn Sie sich entscheiden, den hier angebotenen neuen Weg in die Welt der Chakrablüten Essenzen einzuschlagen, dann geschieht sicher ein Aufbruch in Ihrem Bewusstsein. Sie werden völlig neue Möglichkeiten kennenlernen, Ihr Leben und das Ihrer Familie heilsam zu gestalten. Vor nunmehr achtzehn Jahren stand auch ich an dieser Wegkreuzung und wagte mich in diese für mich neue Welt.
Wenn Sie noch tiefer in die Welt der Chakrablüten Essenzen einsteigen möchten, empfehle ich Ihnen, das Grundlagenwerk „Die Welt der Chakrablüten Essenzen" zu lesen. Das vorliegende Handbuch ist ein reines Nachschlagewerk, das leicht überallhin mitzunehmen ist und schnelle Hilfe anhand des umfangreichen Indexes im Anhang bietet.
Und nun wünsche ich Ihnen viel Erfolg mit den ersten 30 Chakrablüten Essenzen.

Ihre Carola Lage-Roy

Vorwort zur 5. Auflage

Seit der ersten Auflage hat sich das Wissen über die Chakrablüten Essenzen bedeutend erweitert. Aus diesem Grund ist die „Einführung“ nach dem besonderen Wert der Essenzen umstrukturiert worden.

In diesen sieben Jahren habe ich die Chakrablüten Essenzen in einem intensiven Prüfungsprozess mit mehreren hundert Personen in meiner Praxis, meinen Seminaren und innerhalb von Studien noch tiefgehender erforscht.

Der Einsatz der Salben ist immer bedeutsamer geworden: So leisten sie beispielsweise hervorragende Detektivdienste, um eingespritzte schädliche (Impf-)Stoffe aufzuspüren, die den Menschen belasten, ohne dass er sich bewusst an das ihm zugefügte Trauma erinnern muss. Diese Toxine können den Organismus derartig irritieren, dass er auf viele Nahrungsmittel allergisch reagiert.

Ein heilsam erhellendes Bewusstsein beim Lesen dieses Buches wünscht Ihnen Ihre

Einführung

Nachdem mein erstes Buch „Die Welt der Chakrablüten Essenzen“ im Sommer 2008 erschienen war, wurde die Nachfrage nach weiteren Essenzen immer größer. Im vorliegenden Handbuch finden Sie das Wesentliche der ersten zwölf Essenzen sowie von 18 neuen Essenzen, die sich in der Praxis bewährt haben. Sie bauen als Folge- und Kombinationsessenzen auf den ersten 12 Basis-Essenzen auf.

Die Chakrablüten Essenzen entwickelten eine Eigendynamik, die wie Feenzauber anmutet. Viele dankbare Menschen berichten uns, wie froh sie über diese Essenzen sind, die ihr Leben auf so wunderbare Weise verändert und verbessert haben.

Die Chakrablüten Essenzen sind ein göttliches Geschenk, und jeder Tag birgt neue schöne Überraschungen mit ihnen. Immer wieder wird uns die Frage gestellt, ob man „daran glauben muss“, um die Wirkung der Essenzen erleben zu können.

In der Bibel steht, der Glaube versetzt Berge. Wer glauben kann, dem wird geholfen. Es ist hilfreich, sich selber als Teil eines großen Ganzen zu sehen und in Demut sein Leben als göttliches Geschenk anzunehmen. Mit dieser Einstellung lässt sich das Leben leichter meistern, und wir anerkennen, dass es viele Dinge zwischen Himmel und Erde gibt, die wir nicht erklären können, wie zum Beispiel das Sonnenwunder von Fatima. Obwohl nicht weniger als 50.000 Menschen Zeuge dieses Himmelsschauspiels wurden, wird dieses Wunder beiseitegeschoben. Es wäre zu unserem Vorteil, wenn wir für diese Ereignisse einen offenen Geist haben würden. Damit würden wir dem Herzenswunsch unserer Kinder, mehr über die Wunder Gottes erfahren zu dürfen, näherkommen.

Was sind Chakren?

Chakren sind Energiezentren, über die kosmische Energie in den Organismus gelangt. Angehörige eines alten indischen Volksstammes verfügten über die Veden, die heiligen Schriften Altindiens, schon vor über 5000 Jahren über das Wissen um die sieben Hauptenergiezentren im Körper und bauten eine sehr wirkungsvolle Heillehre darauf auf. Die Chakren sind für die meisten Menschen mit dem bloßen Auge unsichtbar. Doch mit bestimmten Messgeräten und Techniken kann die Chakrenenergie sichtbar gemacht werden. Sie sehen wie sich drehende Räder (Chakren) aus und strahlen in den verschiedensten Farben. Die meisten Autoren berichten über ihre Erfahrungen mit sieben Hauptchakren. In manchen Büchern werden über die sieben Chakren hinaus weitere Nebenchakren erwähnt. Sie werden in diesem Buch einige neue finden wie das Tierchakra oder das Prinzessinnenchakra. Die Beschäftigung mit den Chakrablüten hat uns diese Welt weiter geöffnet. Im ersten Buch wird bei jeder Chakrablüten Essenz auf das entsprechende Chakra näher eingegangen, um die Anwendung der Essenz noch besser zu verstehen.

Die Chakren befinden sich an folgenden Stellen:

7. Chakra – Scheitel- oder Kronenchakra

6. Chakra – Stirnchakra – zwischen den Augenbrauen

5. Chakra – Kehlkopfchakra

4. Chakra – Herzchakra – Brustmitte

3. Chakra – Nabelchakra – Nabel

2. Chakra – Sakralchakra – Unterleib

1. Chakra – Wurzelchakra – Beckenboden

Die Herstellung mithilfe der Sonnenmethode

Die Chakrablüten Essenzen werden in gewisser Weise nach der Sonnenmethode hergestellt, die auch Dr. Edward Bach benutzte, und doch gibt es entscheidende Unterschiede. Die Ursprünge der Sonnenmethode können bis in die Antike zurückverfolgt werden. Sie scheint in fast jeder alten Volksheilkunde ihren Platz gehabt zu haben. Dr. Bach, der vor der Entdeckung seiner Blütenessenzen von der Schulmedizin zu einer Art Homöopathie, den Darmnosoden, gelangte, legte die Blüten morgens für etwa vier Stunden in eine Kristallschale mit Wasser und ließ sie von der Sonne bescheinen, bis diese den Zenit erreichte. Dann entfernte er die Blüten vorsichtig aus dem Wasser mit Hilfe eines Stängels derselben Pflanze, ohne sie mit der Hand zu berühren. So wird die Heilkraft der

Pflanze auf das Wasser übertragen. Bis 1930 potenzierte er seine Essenzen wie homöopathische Mittel. Er war aber kein Homöopath und erfasste daher die Essenzen nicht durch Arzneimittelprüfungen, sondern intuitiv.
Auf dieser Basis liegt jeder Chakrablüten Essenz zwar die Sonnenmethode zugrunde, und doch ist jede etwas anders hergestellt, wie es die Pflanze selber wünschte, um ihr volles Potenzial zu erreichen. Um die hohe Energie noch weiter zu verstärken, werden die Chakrablüten Essenzen liebevoll per Hand abgefüllt.

Was ist das Besondere an den Chakrablüten Essenzen?

- Sie wirken auf die Chakren, die Lichttore zum Bewusstsein sind, und führen unmittelbar zu einer Bewusstseinserhöhung, wodurch der Mensch seine krankhaften Muster und Verhaltensweisen erkennen und umwandeln kann. Dies kommt Körper, Geist und Seele zugute.
- Diese Essenzen sprechen besonders Menschen an, die auf der Suche nach dauerhafter Heilung sind und ihre alten Krankheitsmuster bewusst ablegen möchten.
- Sie werden durch Prüfungen mit Hunderten von Menschen erforscht – meist in den Seminaren. Erst nach wiederholter Bestätigung in der Praxis, was manchmal ein jahrelanger Prozess sein kann, gelangen sie in den Handel.
- Zur Absicherung der Prüfungsergebnisse werden Studi-

en durchgeführt, z. B. in einer Klasse bei Konzentrationsstörungen, die Stallgeflüsterstudie in der Massentierhaltung bei Ferkeln, die Studie über Badedermatitis etc.

- Mit den Essenzen können Diagnosen gestellt und die Krankheitsursache herausgefunden werden.
- Mit einigen Salben, besonders mit der *Moorfee Salbe*, ist es möglich, injizierte Schadstoffbelastungen im Körper aufzuspüren, z. B. Schwermetalle in Impfstoffen, und den Organismus zur Entgiftung anzuregen.
- Sie stammen aus den verschiedensten Orten, Ländern und Kontinenten und erfüllen somit den Anspruch der heutigen Zeit, in der alles miteinander vernetzt ist.
- Meine Familie ist bei der Suche, Herstellung und Prüfung beteiligt. Aus diesem Grund sind die Essenzen bei der Heilung der Familien besonders wertvoll.
- Die Balance zwischen dem Männlichen und Weiblichen sowie zwischen West und Ost herzustellen, ist ein wichtiger Kernpunkt dieser Arbeit.
- Inzwischen gibt es alle Essenzen auf Quellwasserbasis, auch als Spray, als Salben und teilweise als Öle.
- Die Essenzen tragen selbsterklärende Eigennamen.

Wie die Chakrablüten Essenzen wirken

Die Essenzen können keine Krankheiten direkt angehen und heilen, sie bringen aber das aus der Ordnung geratene Chakra wieder in seine Mitte. Durch die wiederhergestellte Ordnung werden die Selbstheilungskräfte angeregt, wel-

che oftmals weiterer Unterstützung bedürfen, z. B. durch die Homöopathie. Die Chakren sind Tore zum Bewusstsein, zur geistigen Welt, durch welche die reine schöpferische Energie durch uns fließt. Diese Energie bleibt aber nicht rein, denn sie wird durch die Belastung mit den im Menschen vorhandenen Miasmen entsprechend verunreinigt. „Miasma“ ist ein Begriff aus der homöopathischen Fachsprache, der die Grundursachen von Krankheiten im Menschen bezeichnet. Wenn in uns ein Miasma aktiv wird, dann wirken die Energien des betroffenen Chakras belastend auf uns, statt uns zu beleben (siehe auch Ravi Roys Buch über die Miasmen „Aufbruch ins Bewußtsein“, Lage & Roy Verlag).
Indem die Essenz direkt auf das Chakra wirkt, wandelt sie die krankmachende Schwingung augenblicklich um, so dass der aktive Teil des Miasmas nicht mehr existieren kann.

Chakrablüten Essenzen und Homöopathie

Chakrablüten Essenzen sind keine homöopathischen Mittel; sie werden auch nicht potenziert. Die Regeln der Wiederholung, Dosierung und Reaktionen sind jedoch denen der Homöopathie ähnlich, aber natürlich nicht so differenziert, da es unmittelbar über die Chakren geschieht. Die Homöopathie vermag die Struktur, die den Keim des Krankhaften in sich trägt, grundlegend auf der psychischen und physischen Ebene zu ändern.

Die Essenzen eignen sich bei schwierigen Fällen als Türöffner für die homöopathischen Mittel. Kurz vorher gegeben, öffnen sie das Chakra und beseitigen so mögliche Blockaden.
Durch die Schwingungserhöhung der Chakren wird der Mensch positiver, so dass bei Überempfindlichen stärkeren Reaktionen entgegengewirkt werden kann. Je positiver und angstfreier die Einstellung zum Leben ist, desto weniger treten Verschlimmerungen auf homöopathische Mittel auf. Je mehr Ängste ein Mensch hat, desto schwieriger ist sein Gesundungsprozess. Durch die „Lichtschalterwirkung" der Chakrablüten Essenzen können die Ängste heilsam belichtet werden, so dass das homöopathische Mittel ungehindert wirken kann. Daher sind die Essenzen eine ideale Ergänzung zur Homöopathie und anderen naturheilkundlichen Verfahren, die ursächlich heilen. Es ist wichtig, dass sich der kranke Mensch bewusst dafür entscheidet, nicht nur Symptome zum Verschwinden zu bringen, sondern selbst Verantwortung zu übernehmen und auf die Ursache einzugehen. Denn erst durch das bewusste Übernehmen der Verantwortung für sein Leben kann sich auch die Krankheitsursache auflösen und hat keine Macht mehr über ihn.
Mit der Verleihung des *„Tamra Patra Prashasti"*, der höchsten zivilen indischen Auszeichnung an meinen Mann und mich im Jahr 2012 für unsere Verdienste um die Verbreitung und Erforschung der Homöopathie hat

die indische Präsidentin *Pratibha Patil* zugleich den Stellenwert der Homöopathie nach Hahnemann gewürdigt. (Siehe Bericht in der SURYA 25.)

Warum tragen die Essenzen Eigennamen?

Bei der Erforschung der Chakrablüten Essenzen habe ich mich völlig frei von bereits bestehenden Theorien, Erwartungen und alten Erfahrungswerten ganz auf das Neue eingelassen. Schon das Lesen über die überlieferte Wirkung der Pflanzen hätte mich beeinflussen können. Auf diese Weise konnte etwas völlig Neues geschaffen werden, das nicht mehr auf dem alten bekannten Wissen der traditionellen Heilpflanzenkunde beruht. Die Essenzen sind durchdrungen von dem Geist der neuen Zeit und lehren uns, unsere Begrenzungen zu überwinden. Das ist auch einer der Gründe, warum ich mich von den alten botanischen Namen gelöst habe.

Die Namen der Essenzen sind möglichst selbsterklärend, um sich ihre Wirkung leichter merken zu können. Sie entsprechen so auch der Tradition der alten Kräuterheilkunde.

Die Anwendung und Dosierung

Wie viele Essenzen gleichzeitig nehmen?

Sie sollten sich langsam in die neue Welt der Chakrablüten Essenzen hineinarbeiten, um sich immer besser auf Ihr Gefühl verlassen zu können. Auch wenn dies anfangs für manche von Ihnen ungewohnt ist, so werden Ihnen die Essenzen im Laufe der Zeit bei diesem Prozess sehr behilflich sein. Beobachten Sie sich genau, um festzustellen, wie sich Ihr Leben, Ihr Alltag verändert. Ein Tagebuch kann Ihnen helfen, Ihren Zustand objektiv vor Einnahme der Essenz zu erfassen. Anschließend schreiben Sie die Wirkung der Essenz auf. Wir haben die Beobachtung gemacht, dass Patienten manchmal rasch vergessen, wie es ihnen vor der Einnahme eines Mittels gegangen ist, *gerade wenn sie sich sehr schlecht gefühlt haben und es ihnen mit der Essenz schnell besser geht.*

Sie sollten mit einer Essenz beginnen, doch unter bestimmten Umständen können es auch mehrere sein. Bei Flugangst brauchen Sie zum Beispiel drei Essenzen. Mehr als vier Essenzen sollten Sie nicht gleichzeitig einnehmen, außer sie werden Ihnen von einem erfahrenen Chakrablüten Essenzen Therapeuten empfohlen. Manche Menschen können mehrere Themen gleichzeitig bearbeiten, für andere reicht eins.

Zusammenfassung

- Beginnen Sie möglichst mit einer Essenz
- Nehmen Sie maximal vier Essenzen an einem Tag ein
- Tagebuch schreiben ist empfehlenswert

Mit welcher Essenz beginnen?

Es sollte immer das im Vordergrund stehende Chakra als Erstes mit einer eigenen Essenz angegangen werden, nicht alle gleichzeitig. Die *Herzchakra Essenz* ist häufig als erste Essenz notwendig, oft über einen längeren Zeitraum.

Wie oft kann eine Essenz gegeben werden?

Hier ist ausschlaggebend, ob es sich um eine akute oder chronische Beschwerde handelt oder ob überhaupt keine Beschwerden vorliegen und wir einfach unser Wohlbefinden steigern möchten. Folgen Sie den allgemeinen Richtlinien der Dosierung, aber vertrauen Sie auch Ihrem Gefühl, das Sie richtig führen wird.

Bei der Anwendung der Chakrablüten Essenzen sollten Sie nicht zu schematisch vorgehen, denn im Grunde ist jede Dosierung individuell verschieden. Anfänglich ist es gut, sich an die Regeln zu halten. Mit deren Hilfe werden Sie langsam sicherer im intuitiven Erspüren der richtigen Dosierung.

Dosierungsregeln

• *Steigerung des Wohlbefindens*

Ein Tropfen pro Tag reicht im Normalfall aus, um die Energie auf einem positiven Level zu halten. Das gilt für die meisten Menschen oder Zustände. Manche Menschen brauchen nur alle paar Tage bis zu einmal wöchentlich einen Tropfen, andere brauchen die Essenz öfter täglich und sogar mehr Tropfen.

• *Akute Beschwerden*

Wenn die akuten Symptome zu stark sind oder zu viele Medikamente genommen worden sind, müssen 2–5 Tropfen gegeben und die Gabe nach Bedarf öfter wiederholt werden, wenn die Wirkung der Essenz nachlässt. Ebbt die Wirkung sehr schnell ab, sollte die Tropfenzahl erhöht werden.

• *Chronische Beschwerden*

Je länger die Beschwerden zurückliegen und je stärker sie durch Therapien, die nicht ursächlich heilsam sind, unterdrückt werden, desto länger dauert in der Regel auch die Phase der vollständigen Ausheilung. Meist sind mehrere Essenzen nötig, die möglichst nicht zusammen genommen werden sollten, sondern jeweils morgens, mittags und abends 1–3 Tropfen. So können Sie leichter feststellen, ob eine Essenz noch passt oder durch eine neue ersetzt werden sollte. Nach 4–6 Wochen kann eine kurze Einnahmepause von maximal einer Woche eingelegt werden, um sich einen besseren Überblick über den Fortschritt zu verschaffen.

Was ist eine akute oder chronische Krankheit?

Nach der Definition von Hahnemann zeichnet sich eine *akute Krankheit* durch einen Anfang, einen Verlauf und ein Ende aus, z. B. bei Schnupfen, Gehirnhautentzündung, FSME.
Eine *chronische Krankheit* hat einen Anfang, einen Verlauf und kommt von alleine zu keinem Ende, außer durch eine Heilung der Ursache, z. B. Rheuma, Diabetes, MS.

Was ist eine „Medikamentenblockade"?

Durch die Nebenwirkungen der Medikamente können Blockaden entstehen, die die Behandlung der eigentlichen Krankheit erschweren. Die Chakrablüten Essenzen sind in der Lage, die blockierten Chakren wieder zu bereinigen.

Wie werden die Essenzen eingenommen?

Ein oder zwei Tropfen der Essenz werden direkt aus der Originalflasche auf den Handrücken in die Kuhle zwischen die Sehnen von Daumen und Zeigefinger getropft, dann abschlecken. Die Verabreichung auf dem Handrücken hat gegenüber dem Tropfen direkt auf die Zunge den Vorteil, dass die Pipette nicht versehentlich mit der Schleimhaut in Berührung kommen kann und die Anzahl der Tropfen besser zu dosieren ist. Die Geschmacksknospen und Nerven befinden sich besonders auf der Zungenspitze. Sie geben dem Anwender gleich ein Feedback, wie der Körper auf die Tropfen reagiert. Es ist nicht nötig, den Tropfen unter die Zunge zu geben – ein Aberglaube, der sich irgendwann in die Homöopathie eingeschlichen hat.

Wie schmecken die Essenzen?

Jede Essenz enthält eine andere Blüte und schmeckt deshalb anders. Je besser einem die Essenz schmeckt, desto wohltuender ist sie. Wenn eine Essenz gar nicht munden will, passt sie in dem Moment nicht, aber zu einem anderen Zeitpunkt kann sie wieder sehr wohl schmecken.

Essenzen auf Alkohol und Quellwasser

Da immer mehr Menschen den Wunsch äußern, die Essenzen alkoholfrei zu bekommen, bieten wir die Essenzen auch auf Quellwasserbasis an. Sie haben eine höhere Schwingung als die auf Alkoholbasis. Der Alkoholgehalt in den Essenzen beträgt maximal 20 %. Besorgte Eltern könnten befürchten, dass sich bereits durch einen Tropfen Alkohol Schäden einstellen. Sollte ein Kind ein auffälliges Verlangen nach Alkohol entwickeln, kann das mit der Homöopathie und den Essenzen gut behandelt werden.
Ein Tropfen der Essenz enthält eine äußerst geringe Menge Alkohol, viel weniger, als im Magen von Erwachsenen und Kindern durch die Gärung produziert wird. Trotz-

dem gibt es Menschen, die fast allergisch auf diese winzige Menge reagieren. Eher kommt dies in Familien vor, in denen Alkohol ein Problem war. Die Überempfindlichkeit auf Alkohol kann sich durch eine kurzfristige Überdrehtheit nach der Einnahme äußern und die Wirkung der Chakrablüten Essenzen verzögern.

Wiederum gibt es Menschen, die den Alkoholgehalt in den Essenzen brauchen, und bei ihnen wirken sie besser als die auf Wasserbasis. Wir haben dieses Phänomen, das auf den unterschiedlichen miasmatischen Veranlagungen beruht, lange Zeit untersucht und bieten deshalb beide Möglichkeiten an.

Was ist bei Kindern zu beachten?

Manche Kinder wollen die Essenzen mit Alkohol, andere ohne. Bei Kindern genügt meist ein Tropfen. Sie sollten Ihrem Kind die Essenz so oft geben, wie es danach verlangt. Falls Sie das Gefühl haben, Kinder würden die Tropfen nur wegen des Alkoholgehalts nehmen wollen, so wählen Sie die Essenzen auf Quellwasserbasis.

Wenn ein Kleinkind die Essenz durch Wegdrehen des Kopfes ablehnt, sollten Sie seinen Willen respektieren. Zwingen Sie niemals ein Kind zur Einnahme einer Essenz oder eines anderen Mittels, ebensowenig wie zu einer Impfung, auch wenn Sie noch so überzeugt davon sind, dass es ihm guttun würde. Kinder greifen oft zum richtigen Zeitpunkt instinktiv nach der richtigen Essenz.

Was ist bei Tieren zu beachten?

Je kleiner das Tier ist, desto weniger Tropfen der Essenz braucht es. Bei Katzen genügt ein Tropfen auf Wasserbasis, gerne auch auf einem Leckerbissen oder als Spray. Um herauszufinden, ob ein Tier die Essenz braucht, stellen Sie zwei Schalen mit Trinkwasser vor es hin; die eine enthält nur Wasser und die andere zusätzlich einige Tropfen der Essenz. So hat das Tier die freie Wahl.

Anwendung in Haus und Garten

Die Chakrablüten Essenzen können auch bei Pflanzen, im Garten, in der Landwirtschaft, im Haus, beim Putzen und in der Küche eingesetzt werden.

Sollen die Essenzen gemischt werden?

Im Normalfall werden die Chakrablüten Essenzen nur einzeln eingesetzt, ohne sie zu mischen, genauso wie in der Homöopathie. Der Grund ist, dass das vordergründig gestörte Chakra momentan das krankhafte Geschehen bestimmt und zielgerichtet Hilfe braucht. Sobald sich ein Chakra besser dreht, ist es meist nötig, das nächste mit einer Folgeessenz zu entblockieren.

In kurzem Abstand von einer bis fünf Minuten werden die Essenzen nacheinander gegeben. So wird der Mensch mit der Auflösung der Blockaden in den Chakren nicht überfordert. Die meisten Menschen können sich nicht gleichzeitig auf alle ihre Schwachstellen fokussieren und sie heilen.

Natürlich gibt es Zustände, v. a. akute, wo einige Chakren gleichermaßen betroffen sind, so dass erst mehrere Chakrablüten Essenzen die vollständige Heilwirkung ermöglichen. Aber dann geben wir sie möglichst nacheinander, anstatt sie zu mischen. Dadurch können wir uns auf neue Situationen schnell und unkompliziert einstellen und die spezifischen Chakrablüten Essenzen gezielt ändern.
Nur wenn es für den Patienten sehr unpraktisch und kompliziert ist, sie einzeln einzunehmen, macht das Mischen einen Sinn. Schwerkranke, denen das Öffnen der Fläschchen und Einnehmen der Tropfen zu anstrengend ist, können jeweils 3–5 Tropfen von mehreren Essenzen gleichzeitig in ein viertel bis halbes Glas Wasser geben und dann schluckweise trinken.

Wann werden die Essenzensalben eingesetzt?

Die Chakrablüten Essenzen wirken auch als Salbe sehr gut über die Haut, z. B. bei:

- Säuglingen und Kleinkindern
- Verletzungen, Verbrennungen, Sonnenschutz
- Hautausschlägen, Juckreiz
- Narben
- Wunden, verzögerter Wundheilung
- Im Notfall, um mehrere Chakren zu aktivieren
- Wenn eine innerliche Verabreichung erschwert ist
- Zum Aufspüren von Impftoxinen

- Um die innerliche Wirkung noch mehr zu verstärken
- Wenn direkt auf ein Chakra eingewirkt werden soll, z. B. bei starken Schmerzen
- Um die Wirkung der verschiedenen Essenzen oder Mittel auseinanderzuhalten
- Um gezielt lokal einzuwirken, besonders wertvoll bei schweren Erkrankungen

Wenn eine Essenzensalbe auf eine schmerzende Stelle aufgetragen wird, kann es vorkommen, dass sich der Schmerz erst sofort auflöst, um dann noch einmal wiederzukommen und schließlich langsam zu verschwinden.
Je nach Größe des Hautareals wird etwas Salbe hauchdünn sanft auf der Haut verteilt. Die Wirkung der Salbe kann in manchen Fällen tiefgehender als die der Tropfen sein.

Wie sieht eine „Heilsitzung" mit Chakrablüten Essenzen aus?

Sie können die Chakrablüten Essenzen nach eigener Wahl, wie in diesem Buch beschrieben, selbst einnehmen oder ein/-e Chakrablüten Essenzen Berater/-in gibt Ihnen die Essenzen während einer Therapiestunde bzw. Heilsitzung. Die Behandlung von schweren Krankheiten erfordert die Expertise von ausgebildeten Therapeuten. Den größten Erfolg erlebt der Kranke durch die Behandlung mit einem Therapeuten, welcher die Essenzen dem Patienten direkt während einer Sitzung verabreicht.

Dabei sitzt der Patient in der Regel aufrecht auf einem Stuhl und erlebt bewusst die Wirkung der verabreichten Essenz auf Körper, Geist und Seele und teilt diese dem Therapeuten unmittelbar mit. Eine Sitzung dauert unterschiedlich lange, je nachdem, welche Themen hochkommen. Sie ist erst dann abgeschlossen, wenn der Patient sich rundherum wohlfühlt. Das kann eine, zwei oder nur eine Viertelstunde dauern. Die Anleitung zur Durchführung einer Heilsitzung finden Sie auf Seite 234.
Die Essenzen öffnen die Chakren, so dass auch andere Therapien, die ursächlich heilen, leichter und schneller greifen. Die Homöopathie ist zwar eine ideale Ergänzung, aber auch das Wissen um die richtige Ernährung, den psychosozialen Hintergrund und die Pflege des Kranken sind mit in die Behandlung einzubeziehen.

Welche Heilreaktionen können auftreten?

Unter einer Heilreaktion versteht die Homöopathie eine leicht überschießende Reaktion auf das heilsame Mittel. Diese dient dazu, die schlafenden Selbstheilungskräfte wieder zu aktivieren, und ist äußerst begrüßenswert, auch wenn sie für einen Menschen, der in den Heilungsmechanismen des Körpers nicht bewandert ist, befremdlich bis anstrengend erscheint. Aus Unwissenheit werden Heilreaktionen sogar gelegentlich unterdrückt, wodurch die Heilung gefährdet werden kann, manchmal dauerhaft.
Bei Heilreaktionen wird das Areal von der eigentlichen

Krankheit gesäubert, alle Zu- und Abfahrtswege werden gründlich „geputzt", so dass auf der Grundlage des neu geschaffenen Zustands die eigentliche Heilung reibungslos erfolgen kann. Durch die Essenzen können sich auch alte Verletzungen und unterdrückte Krankheiten wieder zeigen, die als Energieverschiebungen oder Farben wahrgenommen werden. Nach einer Heilreaktion fühlt sich der Mensch immer besser! Dies ist das eigentliche Kriterium für eine Heilreaktion.

Wie verhalten Sie sich bei einer Heilreaktion?

Nachdem Sie die Heilreaktion geschehen ließen, kann sich der Heilprozess voll entfalten. Jetzt ist es an der Zeit zu warten, so lange Sie sich wohlfühlen. Lassen Sie diesen Prozess ungestört weiterlaufen, um dem Organismus die Möglichkeit zu gewähren, sich selbst zu regenerieren.

Können Verschlimmerungen auftreten?

Dieser Begriff stammt aus der Homöopathie. Wenn homöopathische Mittel aufgrund des Ähnlichkeitsprinzips in der richtigen Potenz und Dosierung verabreicht werden, können Verschlimmerungen weitestgehend vermieden werden. Mit den Chakrablüten Essenzen haben wir sie noch nicht erlebt. Bei einer Verschlimmerung werden die eigentlichen Krankheitssymptome, die das Mittel heilen soll, verstärkt. Sie klingen ab, sobald das Mittel abgesetzt wird. Ausführlich sind die homöopathischen Heilreaktionen in dem Buch von Ravi Roy „Die Reaktionen“ (Lage & Roy Verlag) beschrieben.

Wie wirken sich Überdosierungen aus?

Überdosierungen können durch zu häufige oder zu viele Tropfen auftreten und die vorhandenen Symptome etwas verstärken oder ein latentes Symptom, was die Chakrablüten Essenz in sich enthält, hervorrufen. In dem Fall entweder die Dosis reduzieren oder gegebenenfalls ein paar Tage aussetzen.

Wann ist die nächste Essenz angezeigt?

Wenn durch die Einnahme einer Essenz oder das Auftragen einer Salbe ein neuer Zustand auftaucht, braucht der Mensch eine neue Essenz.

Woran kann es liegen, dass eine Essenz nicht wirkt?

Hier ist zu überprüfen:

1. Wurde die Essenz richtig gewählt?
2. Ist das gestörte Chakra durch ein anderes blockiert?
3. War der Zeitpunkt richtig gewählt?
4. Wurde die Essenz zu selten genommen oder war die Dosis zu gering?

Wie wirken sich die Chakrablüten Essenzen auf das Umfeld aus?

Durch die Chakrablüten Essenzen werden nicht nur die eigenen Energien geklärt und geordnet, sondern auch die aller Familienmitglieder oder anderer, dem Anwender nahestehender Menschen. Die Ausstrahlung wird positiver und hat einen ebensolchen Effekt auf das persönliche Umfeld.

Spontane Anregung der Selbstheilungskräfte – „Lichtschaltereffekt"

Die Wirkung der Chakrablüten Essenzen kann unter den günstigsten Umständen sehr prompt sein, vergleichbar mit dem Umlegen eines Lichtschalters. Dieses Phänomen ist in der Homöopathie als Spontanheilung bekannt. Das homöopathische Mittel darf dann nicht weiter eingenommen werden, außer wenn die Symptome wieder zurückkehren, wie es bei hochakuten Nervenschmerzen passieren kann. Solche Wirkungen werden in der Naturheilkunde als Sekundenphänomen eingestuft. Die Essenzen wirken manchmal schneller, als der Intellekt es nachvollziehen kann.

So lange der „Lichtschaltereffekt" anhält, braucht die Essenzengabe nicht wiederholt zu werden. In diesem Zustand noch mehr von der Essenz einzunehmen, wird den Menschen nicht noch lichtvoller machen, denn eine Glühbirne kann nur jene Menge an Energie ausstrahlen, die durch sie hindurchfließt.

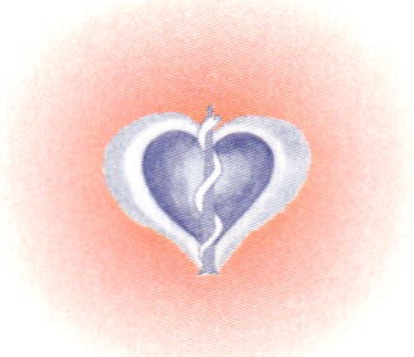

1. Herzchakra Essenz

Goldiger Stern

Moorsteinbrech – Saxifraga hirculus

Hauptchakra

Herzchakra

Leitthema

Die Essenz eignet sich gut als Einstiegsessenz in die Welt der Chakrablüten, wenn kein spezifischer Zustand im Vordergrund steht.
Sie ist die wichtigste Essenz für die Familie und fördert den herzlichen Umgang im zwischenmenschlichen Bereich, indem sie hilft, das Herz zu öffnen. Am Geburtstag eingenommen, öffnet sie das Herz für einen Neuanfang.

Körperliche Zustände

- **Herzbeschwerden:** unregelmäßiger Herzschlag, Herzklopfen, Herzinfarkt, Herzfehler, Angina pectoris, Bluthochdruck, Sportlerherz, Durchblutungsstörungen, Kreislaufprobleme
- **Erkrankungen der Lunge:** Husten, Krupphusten, Pseudokrupp, Keuchhusten, Lungenentzündung, Asthma

- Geburtsschock und Atmungsprobleme, Stillschwierigkeiten, Milchstau
- Rundrücken (Kyphose)
- Ein- und Durchschlafstörungen, Alpträume
- Ohnmacht
- Notfallversorgung bei Schmerzen, auch krampfartigen, durch Verletzungen und bei Schock

Die geistige Wirkung

Auf der seelischen Ebene finden wir die Auswirkungen von Kummer, Sorgen, seelischen Verletzungen, Kränkungen und Ängsten.

Die Essenz harmonisiert das Herzchakra und heilt alte sowie frische emotionale Verletzungen des Herzens. Passend, wenn sich jemand von den Nächsten nicht geliebt oder akzeptiert fühlt, weil man deren Erwartungen nicht erfüllt. Das zugrunde liegende Trauma mag dabei schon sehr alt, bzw. in frühester Kindheit entstanden sein. Die Essenz hat schon einige Ehen gerettet, indem sie hilft, von Herzen zu vergeben und zu verzeihen; dies erweist sich als besonders hilfreich bei Ehe- und Beziehungsproblemen. Kinder mit Verhaltensauffälligkeiten kommen mit schwierigen Situationen besser zurecht. Gute Wirkung erzielt sie auch in Stress- und Notfallsituationen!

Seelische Anwendungsbereiche

- Für Eltern, die Schwierigkeiten haben, ihre Kinder so anzunehmen, wie sie sind
- Heilung alter Traumen und emotionaler Verletzungen, Kummer, Liebeskummer, Eifersucht
- Für Menschen, die sich alles zu sehr zu Herzen nehmen
- Ängste: Bei Kindern, etwas Neues zu lernen, z. B. Fahrradfahren zu lernen, allein in den Kindergarten zu gehen, Fehler zu machen, in der Dunkelheit, vorm Alleinsein
- Schockähnliche Zustände nach Operationen, schlimmen Erlebnissen
- Seelische Impffolgen, autistisches Verhalten
- Stärkt das Selbstvertrauen
- Kontaktstörungen
- Nach der Geburt für Mutter und Kind
- Schützt vor Stress
- Beugt Überreaktionen auf homöopathische Mittel vor
- Unterstützt die Kreativität
- Fördert die soziale Ader und Nächstenliebe
- Hilft zu vergeben und aus Fehlern zu lernen
- Hilft, die Kluft zwischen anders gearteten Menschen zu überwinden
- Sterbebegleitung

• Gibt einem die Kraft, das zu ertragen, was man nicht ändern kann, und das zu ändern, was man ändern kann

Bitte beachten Sie:

Die Essenz unterstützt die Vergebung in uns; sind wir dazu nicht bereit, kann es zu kurzfristigen Heilreaktionen kommen, die uns unsere Blockaden bewusst machen.

(>) Folge- und (+) Kombinationsessenzen

Alle Essenzen folgen gut nach der Herzchakra Essenz.

• Essenzen, die auf das Herzchakra wirken und gut folgen

> *Pfad des Herzens*
> *Wiege des Herzens*
> *Licht des Herzens*
> *Tränendes Herz*
> *Lachendes Herz*

• ADS (Aufmerksamkeitsstörungen), Konzentrations- und Lernschwierigkeiten

+ *Blauer Strahl* + *Juwel der Essenzen* > *Magnetische*

• Artikulationsstörungen

+ *Blauer Strahl* + *Solarplexus Essenz*

• Aufbau- bzw. Einstiegsbehandlung bei schweren Krankheiten

+ *Blauer Strahl* + *Solarplexus Essenz*
+ *Leberchakra Essenz* + *Zellessenz*

• Bluthochdruck
+ *Leberchakra* > *Medulla* > *Solarplexus*

• Geburt
+ *Kelch* + *Magnetische Essenz* + *Solarplexus Essenz*
+ *Leberchakra Essenz*

• Husten, Bronchitis
eventuell mit *Kelch des Lebens* abrunden

• Impfschäden (BCG, Keuchhusten, Masern, Polio), die besonders das Herzchakra belasten
+ *Moorfee Essenz* + *Wiege des Herzens*

• Liebeskummer
> *Pfad des Herzens*

• Rückenschmerzen in der Brustwirbelsäule
+ *Magnetische Essenz*

• Tiefsitzende seelische Traumen
> *Wiege des Herzens*

• Verletzungen
> *Princess Flower*

• Weinen, heftige Reaktion auf Herzchakra Essenz
> *Wiege des Herzens*

Affirmation

„Möge das Herz lachen!“

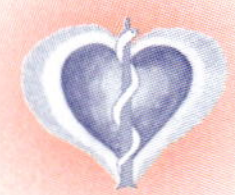

2. Leberchakra Essenz

Rotviolette Distel

Hauptchakra

Leberchakra

Leitthema

Die *Leberchakra Essenz* wirkt allgemein ausgleichend auf die Energien der Leber, z. B. wenn die Leber die Folgen von Ärger, Qual, Folter, belastenden Nahrungsmitteln und Giften nicht ausgleichen kann.

Die Leber ist neben Niere und Haut das wichtigste Entgiftungsorgan unseres Körpers. Sie „recycelt“ die Zerfallsprodukte. Ein Mensch mit einer gesunden Leber wird mit schweren Krankheiten leichter fertig als einer mit einer belasteten Leber.
Besonders die Medikamente sind es, die der Leber schaden. Die Leber reagiert sehr dankbar, wenn sie durch eine gesunde Ernährung entlastet wird.

Die Leberdegeneration kann aber auch sehr schnell voranschreiten, wie beispielsweise durch eine Chemotherapie.

Unter Umständen kann der Krebs durch die Medikamente erst einmal beiseite gedrängt werden. Der Kranke kann aber trotzdem sterben, und zwar an den Folgen der Medikamentenvergiftung.
Bei schweren körperlichen Erkrankungen wie Krebs ist die Leber immer mitbeteiligt.

Hilfreich ist die *Leberchakra Essenz* häufig bei Kopfschmerzen bis hin zu Migräne mit Übelkeit und Erbrechen, auch bei Schwangerschaftsübelkeit.

Körperliche Zustände

Leberbeschwerden
- Leberentzündung
- Leberzirrhose
- Folgen von exzessivem Alkoholkonsum
- Fettleber
- Gelbsucht – auch bei Neugeborenen
- Gallensteine und -koliken

Symptome einer Leberschwäche
- Übelkeit, Erbrechen
- Qualvolle Schmerzen, auch nach Operationen
- Abmagerung, Appetitlosigkeit
- Anämie – leberbedingte
- Antriebsschwäche, chronische Müdigkeit
- Bluttransfusionen und Organtransplantationen

Leberchakra Essenz

- Kopfschmerzen
- Libido verringert
- Mundgeruch
- Nackensteifigkeit
- Neurodermitis, qualvoller Juckreiz
- Schlafstörungen – leberbedingte
- Verstopfung, Blähungen, Durchfall
- Entgiftung beim Fasten und Entzug von Suchtmitteln
- Vergiftungen, welche die Leber belasten: Schimmelpilze, Medikamente, Impftoxine, besonders Hepatitis-Impfung, Kunstdünger und Insektizide in Lebensmitteln, Unkraut-vernichtungsmittel, Schwermetalle, Amalgam

Bluterbrechen nach Impfungen bei einem Hund

Ein Terrier erbrach seit der ersten Impfung als Welpe Blut und wurde trotzdem fünf Jahre lang immer wieder nachgeimpft; Impfschäden sind vielerorts ein Tabuthema. Der Hund bestand nur noch aus Haut und Knochen. Nach einer einmaligen Gabe von zwei Tropfen der Leberchakra Essenz *hatte er einige Tage später eine Ausscheidungsreaktion mit massivem Erbrechen und Durchfall. Der Organismus versuchte sich durch diese Heilreaktion endgültig des Impfstoffs und des Cortisons zu entledigen. Als sich der Terrier wieder stabilisiert hatte und die Beschwerden in wesentlich milderer Form wieder auftraten, erhielt er die Leberchakra Essenz regelmäßig einmal täglich, wodurch das Erbrechen ganz aufhörte. Der Hund wurde langsam wieder vital und lebenslustig.*

Die geistige Wirkung

Ein wichtiger krankmachender Faktor bei der Leber ist der Ärger. Menschen, die ständig in der Familie oder Arbeitswelt in einer Atmosphäre des Zanks, Streits oder der Hänselei leben, machen auf subtile Weise eine Art seelischer Folter durch, die sich leberbelastend auswirkt. Durch die *Leberchakra Essenz* ist der Mensch bereit, Ursachen für seinen Ärger zu erkennen. Er muss seinen Ärger konfrontieren und dieser liegt gar nicht so selten in einer Unzufriedenheit mit eigenem Fehlverhalten oder Charakterschwächen. Erkennt der Mensch das und kann über seine eigenen „Fehler" lachen, verwandelt sich Ärger in Glück.

Seelische Anwendungsbereiche

- Ärger
- Depressionen
- Krisensituationen, verleiht einen klaren Kopf
- In scheinbar ausweglosen Situationen
- Seelische Qualen, Folter usw.
- Setzt Glücksstoffe in der Leber frei

- Stress
- Entzug von Suchtmitteln (Tabak, Alkohol, Kaffee etc.)
- Traumaverarbeitung
  (Kriegserlebnisse, Folter, Katastrophen, OP's)
- Vergiftung durch negative Gedanken

Anwendung und Dosierung

- Bei Neurodermitis: die juckenden Stellen einsalben oder ein Bad nehmen (20 Tropfen pro Badewanne)
- Beim Fasten: 6 Tropfen auf 1 Liter Einlauf

Beste Einnahmezeit:

– Bei leberbedingten Schlafstörungen:
vorm Schlafengehen oder beim Aufwachen ab 2 Uhr nachts

– Bei Leberschwäche: am besten vor den Mahlzeiten

– Bei Verstopfung: abends 2 Tropfen

(>) Folge- und (+) Kombinationsessenzen

Folgt gut nach der *Herzchakra Essenz.*

- Akne + *Zellessenz*
- Besenreisergefäße
  + *Zellessenz* + *Princess Flower (=Venensalbe*)*
- Eisenmangelanämie
  + *Zellessenz* + *Hüter der kosmischen Wahrheit*

* *Diese Salbe ist nicht im Buch beschrieben.*

- Folgen der Hepatitis A oder B-Impfung
  + *Leberchakra Salbe* auf Impfeinstichstellen
- Gallensteine
  + *Herzchakra Essenz* + *Solarplexus Essenz*
- Krebs, Aufbaumittel
  + *Herzchakra Essenz* + *Solarplexus Essenz*
  + *Blauer Strahl* + *Zellessenz*
- Neugeborenengelbsucht, auch prophylaktisch
  + *Herzchakra Essenz*
- Neurodermitis
  + *Zellessenz*
- Operationen
  + *Zellessenz* + *Herzchakra Essenz*
  sowie die Essenzen für das verletzte Chakra
- Reiseübelkeit
  + *Solarplexus Essenz*
- Sucht
  + *Tierchakra Essenz* > *Blauer Strahl*
- Verstopfung
  > *Hüter der kosmischen Wahrheit*
  > *Solarplexus Essenz*

Affirmation

„Freude, Freude, Freude!"

3. Solarplexus Essenz

Kohllauch – Allium oleraceum

Hauptchakra

Solarplexus

Leitthema

Die *Solarplexus Essenz* wirkt auf das vegetative Nervensystem. Ist der Solarplexus gestört, kommt es zu einer Nervenschwäche, die sich durch Beschwerden im gesamten Verdauungstrakt bemerkbar macht. Aufregungen wirken sich bei einem Menschen mit einem gestörten Solarplexus auf den Magen aus.
Die *Solarplexus Essenz* hat sich bei allen Arten von Durchfall, auch auf Reisen, bewährt.

Bei Säuglingen ist die Essenz hilfreich bei Darmkoliken und Blähungen. Das Kind verträgt dann auch die Nahrung besser. In der Schwangerschaft kommen dem Solarplexus der Mutter und auch des Embryos eine besondere Bedeutung zu. Über diese beiden Nervenzentren nimmt er an allen Emotionen der Mutter teil. Deswegen ist die Behandlung der Schwangeren von allergrößter Wichtigkeit.

Die *Solarplexus Essenz* ist wichtig bei Unverträglichkeit von Sonne und Hitze und daher eine willkommene Essenz für Reisen in heiße Gegenden.

Körperliche Zustände

- Bauchschmerzen, Blähungen, Koliken
- Divertikel
- Durchfall
- Eßstörungen
- Hitzeunverträglichkeit
- Kopfschmerzen durch Hitze und Sonne
- Magenschmerzen und -geschwüre, auch prophylaktisch
- Schwangerschaft, Geburt, Säuglings- und Stillzeit

Die geistige Wirkung

Ein typisches Anwendungsgebiet für die *Solarplexus Essenz* ist die große Erwartungsspannung; besonders in Prüfungssituationen macht sich dies bemerkbar. Im Leben werden wir ständig geprüft; es geht nicht nur um die großen Prüfungen. Mit der *Solarplexus Essenz* verschwinden auch die Begleitsymptome der Prüfungs- und Versagensängste. Menschen mit solchen Ängsten sprechen nicht gerne über sich und ihre Probleme. Wenn die Probleme nicht gelöst werden können, kann es zu Magenschmerzen kommen und eventuell einem Magengeschwür. Die *Solarplexus Essenz* kann hilflich sein, damit es gar nicht erst so weit kommt.

Schlafstörungen bei einem Kind

Kevin ist vier Jahre alt und ein Down-Syndrom-Kind. Er hatte schon immer Probleme mit dem Einschlafen und schlief auch sehr unruhig. Nachdem er die Herzchakra Essenz *bekommen hatte, schlief er gleich in der ersten Nacht gut ein und ruhig durch. Der* Herzchakra Essenz *ist es zuzuschreiben, dass Kevin keinerlei Eifersucht auf sein neugeborenes Schwesterchen zeigt. Die Mutter ist begeistert und kann gar nicht glauben, wie gut die Essenzen wirken. Auch nach längerer Zeit mit der Essenz hielt dieser Zustand noch an.*
Nach einer Woche der Essenzengabe Blauer Strahl *und* Solarplexus *ist Kevin nicht mehr so aufgedreht wie sonst, und der Mutter kommt es so vor, als ob er jetzt viel mehr unterschiedliche Wörter verwende, bzw. mehrere Laute hintereinander spreche.*

Ein Mensch, der bewusst oder unbewusst an seiner Krankheit festhält, braucht oft erst die *Solarplexus Essenz*, damit die Bereitschaft zur Heilung entstehen kann.
Die *Solarplexus Essenz* hilft uns, wieder auf unser Bauchgefühl zu hören. Dies ist nur möglich, wenn die Aufgeregt-

heit, das Flatterhafte und die Ungeduld aufhören. Denn nur in der Ruhe finden wir wieder zu unserer Kraft, und nur aus dieser inneren Ruhe heraus kann sich unser Instinkt auf ganz natürliche Weise entwickeln.
Bei Sprachproblemen ist eine logopädische Therapie zum Muskeltraining der Sprechorgane sehr hilfreich, doch der dahinterstehende seelische Konflikt muss unbedingt aufgelöst werden. Mit Hilfe der Chakra Blütenessenzen *Herzchakra, Solarplexus* und *Blauer Strahl* kann die Therapie wesentlich beschleunigt werden.
Der Mensch, der nicht über die Maß gebietende Kraft des Solarplexus verfügt, möchte einerseits immer mehr haben, ob er es braucht oder nicht, kann andererseits aber seinen angehäuften geistigen und/oder materiellen Besitz gar nicht richtig verwalten, da er kein Gefühl für seine echten Bedürfnisse hat.

Seelische Anwendungsbereiche

- Angst vor Neuem
- Angst vor Prüfungen, Wettkämpfen, vorm Fliegen
- Angst vor den Problemen des Alltags
- Angst vor weltlichen Dingen
- Angst, immer zu wenig zu bekommen, zu verhungern
- Erwartungsangst, hat sich vor Aufregung nicht mehr unter Kontrolle

- Aufmerksamkeitsstörungen (ADS)
- Hilft auf die innere Stimme zu hören
- Gefühl für die eigenen Bedürfnisse entwickeln
- Maßlosigkeit
- Nicht loslassen können
- Nicht klar denken können durch Überlastung des Sonnengeflechts
- Sprachstörungen
- Schenkt Vertrauen, Zufriedenheit, Gelassenheit, Ruhe; auch in Zeiten der Not
- Verdrängen der Emotionen

Anwendung und Dosierung

- Bei heftigen Kindsbewegungen, die am Ende der Schwangerschaft fast schmerzhaft werden können, kann diese Salbe auf den Bauch aufgetragen werden. Dazu ein- bis mehrmals täglich regelmäßig einen Tropfen einnehmen.

Beste Einnahmezeit:

– Eine Stunde vor Prüfungen, eventuell während der Prüfung wiederholen
– Eine halbe Stunde vor dem Essen, um den Magen anzuregen
– Bevor man sich der Sonne oder Hitze aussetzt

(>) Folge- und (+) Kombinationsessenzen

Die Solarplexus Essenz folgt gut nach
Herzchakra Essenz und *Leberchakra Essenz*

- Gut kombinierbar mit *Leberchakra Essenz* bei
  Reisedurchfall – auch als Prophylaxe
  Darmkoliken – auch bei Säuglingen
  Nicht klar denken können infolge Magenüberlastung
  Schlaflosigkeit vor Prüfung
- Aufbautherapie bei schweren Krankheiten, Krebs
  + *Herzchakra Essenz* + *Leberchakra Essenz*
  + *Blauer Strahl* + *Zellessenz*
- Aufmerksamkeitsstörungen (ADS)
  + *Juwel der Essenzen* + *Herzchakra Essenz*
  + *Blauer Strahl*
- Beziehungsangst
  + *Herzchakra Essenz* > *Pfad des Herzens*
- Diabetes
  + *Leberchakra Essenz* > *Magnetische Essenz*
  + *Zellessenz*
- Eßstörungen
  + *Herzchakra Essenz* > *Leberchakra Essenz*
- Flug- und Höhenangst
  + *Juwel der Essenzen* + *Herzchakra Essenz*

- Magenschmerzen
  - + *Herzchakra Essenz* bei Kummer
  - + *Leberchakra Essenz* bei Ärger
- Reiseübelkeit
  - + *Leberchakra Essenz*
- Roemheld Syndrom mit Herzbeklemmung
  - + *Herzchakra Essenz*
- Sonnenbrand
  - > *Zellessenz*
- Sprache, Ausdrucksstörungen
  - + *Blauer Strahl* + *Herzchakra Essenz*
  - + *Pfad des Herzens*
- Verdauungsprobleme, Durchfallneigung
  - > *Bonding Essenz**

Solarplexus Essenz

Affirmation

„Mögest Du jede Prüfung bestehen!"

* *Diese Essenz ist nicht im Buch beschrieben.*

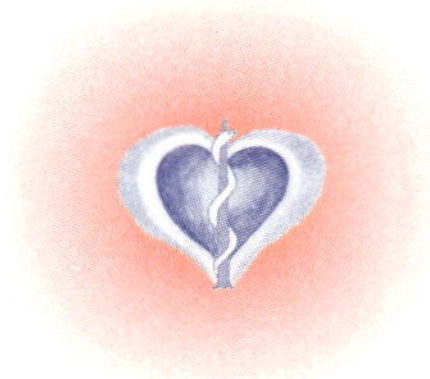

4. Essenz des Blauen Strahls

Blauroter Steinsame – Lithospermum purpureocaeruleum

Hauptchakra

Fünftes Chakra oder Kehlkopfchakra

Leitthema

Glaube, Gehorsam, Zurückstellung des Eigenwillens und sich dem göttlichen Willen fügen

Zum fünften Chakra gehört der gesamte Halsbereich mit Schilddrüse, Nebenschilddrüse, Mandeln, Kehlkopf, Ohren, Unterkiefer und Zähnen. Die Essenz hat aber zusätzlich eine Wirkung auf das erste Chakra (Wurzelchakra und damit auf die Niere) und das Gehirn.
Erkrankungen im Bereich des Halses und der Niere hängen oftmals mit Kommunikationsproblemen zusammen.

Die ersten vier Essenzen bilden bei vielen Zuständen eine Einheit. Sie wirken auf die Chakren, die folgende Organe und Drüsen versorgen: Herz, Leber, Magen, Darm, Niere, Schilddrüse und Bauchspeicheldrüse.
Im fünften Chakra liegt der Sitz des Unterscheidungsvermögens. Die Schilddrüse wird durch genmanipulierte

Medikamente, Impfstoffe und Nahrungsmittel zunehmend herausgefordert. Die Folge ist eine große Zunahme der Autoimmunerkrankungen, z. B. Morbus Hashimoto, eine Schilddrüsenerkrankung, in deren Verlauf sich die Schilddrüse selbst zerstört.

Körperliche Zustände

- Halsschmerzen und -entzündungen, Heiserkeit
- Schilddrüsenüber- oder Unterfunktion (Kropf)
- Schilddrüsenbeschwerden, Enge- oder Kloßgefühl im Hals
- Pseudokrupp
- Alzheimerkrankheit, Demenz
- Impfschäden
- Artikulationsstörungen, Versprecher, Sprachfehler
- Zahnfehlstellungen, besonders im Unterkiefer
- Zahnungsbeschwerden
- Nierenbeckenentzündung, Nierenschmerzen, -steine

Die geistige Wirkung

Die Essenz stärkt den Glauben an das Wunderwerk des Körpers, der sich selbst zu heilen vermag, wenn man ihn nur lässt. Wenn das fünfte Chakra blockiert ist, hat der Mensch Schwierigkeiten, seine Gefühle in einer angemessenen Art und Weise auszudrücken. Manchmal versucht er sogar, sie hinunterzuschlucken, doch sie bleiben ihm im Hals stecken und verursachen ihm Probleme mit der Schilddrüse oder den Mandeln. Die Essenz macht bewusst, wie etwas in passender Weise ausgesprochen werden muss, um dem Gesprächspartner den nötigen Respekt zu zollen. Gleichzeitig hilft sie, unsere egoistischen Motive und Wünsche zu erkennen und einen höheren Sinn in diese Welt zu tragen. Das bewusst ausgesprochene Wort birgt eine große Kraft in sich, die weise eingesetzt werden sollte. Wenn die Energie des Kehlkopfchakras wieder fließt, kann der Mensch seine Wünsche und Bedürfnisse besser ausdrücken, sich leichter verständlich machen. Er empfindet Gehorsam gegenüber einer höheren Ordnung und ist bereit, sich ihr zu beugen. Dadurch gewinnt er den Respekt und die Achtung für sich selbst zurück.

Seit vielen Jahren hat sich die *Essenz des Blauen Strahls* bei Konzentrationsstörungen bewährt, indem sie hilft, das Ziel ständig vor Augen zu halten.

Mit dem *Blauen Strahl* wächst die Motivation zu lernen und etwas mit seinem Leben anfangen zu wollen. Der Wert des sich ständig neu erschaffenden Lebens wird wieder gewürdigt und nicht als Joch empfunden.

Deutschnote verbessert

Ein 10-jähriger Junge italienischer Abstammung schreibt höchstens Note 4 im Aufsatz, da er noch Schwierigkeiten mit der deutschen Sprache hat. Er bekommt zuerst den Blauen Strahl, *wodurch er hochmotiviert wird, richtiges Deutsch zu lernen. Aber nach zwei Wochen Einnahme fällt auf, dass er sich die Wörter einfach nicht merken kann. Dafür erhält er 2 x täglich 2 Tropfen vom* Juwel der Essenzen. *Danach schreibt er zum ersten Mal eine Eins im Aufsatz.*

Seelische Anwendungsbereiche

- Schärft den Verstand
- Hilfreich, um selbst gesetzte Ziele zu erreichen
- Erhöht die Arbeitseffizienz
- Für zerstreute ältere Menschen
- Stärkung der Konzentrationsfähigkeit
- Erhöht die Lernmotivation, stärkt den Ehrgeiz
- Verhindert, sich in Kleinigkeiten zu verzetteln
- Fördert die Zielstrebigkeit, lenkt den Blick auf das Wesentliche
- Erhöht die Unterscheidungsfähigkeit, das Echte vom Falschen zu trennen
- Lässt Sprachlosigkeit verschwinden
- Fördert den Selbstausdruck
- Hilft bei Lese-Rechtschreib-Schwäche (Legasthenie)
- Erleichtert das Lernen von Vokabeln
- Unterstützt bei Dyskalkulie
- Hilft uns, den Willen des Schöpfers anzunehmen

(>) Folge- und (+) Kombinationsessenzen

- Artikulationsstörungen, Sprachentwicklung verzögert
  + *Herzchakra Essenz + Solarplexus Essenz*
- Aufbau- bzw. Einstiegsbehandlung bei schweren Krankheiten
  + *Herzchakra Essenz + Solarplexus Essenz*
  + *Leberchakra Essenz + Zellessenz*
  Dosierung: 3 x täglich 2 Tropfen
- Aufmerksamkeitsstörungen (ADS, ADHS), Konzentrations- und Lernschwierigkeiten
  + *Herzchakra Essenz + Juwel der Essenzen*
  + *Solarplexus Essenz + Magnetische Essenz*
- Halsschmerzen
  + *Kelch des Lebens*
- Impfbedingte Schilddrüsenstörungen, besonders nach FSME-, Tetanus- und Polio Impfung
  > *Moorfee + Zellessenz*
- Nieren-Blasen-Entzündung
  + *Kelch des Lebens*
- Prüfungsvorbereitung und vor wichtigen Terminen
  + *Little Helper + Solarplexus Essenz*
- Schilddrüse – Zysten, Knoten, Morbus Hashimoto
  + *Moorfee Salbe auf Impfstellen + Zellsalbe*
- Schulunlust, „Null-Bock-Syndrom“
  + *Pfad des Herzens*

- Zahnfehlstellungen
  + *Magnetische Essenz* + *Weisheit des Herzens*
- Zahnungsbeschwerden
  + *Balsam Essenz*
  > *Hüter der kosmischen Wahrheit*
  > *Magnetische Essenz* > *Weisheit des Herzens*
- Zielstrebig seinen Weg gehen
  + *Pfad des Herzens*

Affirmation

„Dein Wille geschehe!"

5. Moorfee Essenz

Sumpfdotterblume – Caltha palustris

Hauptzentrum

Sechstes Chakra, ausgehend von der Zirbeldrüse

Leitthema

Diese Essenz unterscheidet sich von den anderen Chakrablüten Essenzen, indem sie eine fundamentale Rolle beim Aufspüren von Impfbelastungen spielt, wodurch sie eine zentrale Wirkung auf den gesamten Organismus ausübt. Da wir zuerst ihre Mücken abweisende Kraft entdeckten, nannten wir die Essenz ursprünglich *Mückenschutz Essenz.* Später stellten wir fest, dass sie praktisch alle Insekten wie Fliegen, Bienen, Zecken und Kopfläuse abhält und gaben ihr den Spitznamen „Moorfee Essenz" aufgrund ihres bevorzugten Wuchsortes im Moor. Sie baut auf wunderbare Weise das Immunsystem in so einer spezifischen Weise auf, dass es auch die Folgen der Insektenstiche und -bisse, sogar von der giftigen Spinne Schwarze Witwe, in den Griff bekommt.

Die Essenz ist wie ein goldener Schlüssel, mit dem sich uns ein ganz anderes Bewusstsein über die Ansteckungsmöglichkeiten durch Insekten erschließt. Sie hilft uns, die

Ursachen der Krankheiten in uns selbst zu erkennen und zu akzeptieren, wodurch sich die Schweißabsonderung von Mensch und Tier derart verändert, dass sie für Insekten nicht mehr so verlockend riecht. Der Begriff „krankhafte Ausdünstung“ wird in der Homöopathie als „Miasma“ bezeichnet.

Die *Moorfee Essenz* hat vielfältige Testreihen hinter sich, von denen einige in „Die Welt der Chakrablüten Essenzen“ vorgestellt werden.

Die *Moorfee Essenz* schützt nicht, wenn das Umfeld sehr negativ ist. Dann braucht der Mensch oder das Tier erst eine andere Essenz, um sich von diesem Einfluss zu befreien, z. B. die *Herzchakra Essenz* oder *Prinzess Flower Essenz.* Hinter dem Mückenbefall kann sich auch eine grundlegende Schwäche, Krankheit oder Blockade in den Chakren verbergen. Hier muss erst die Grundkrankheit richtig behandelt werden.

Schutz vor Zecken

Die *Moorfee Essenz* hält Zecken fern und schützt so indirekt vor FSME (Frühsommer-Meningo-Enzephalitis) und Borreliose. Gibt man einen Tropfen der *Moorfee Essenz* auf eine festgebissene Zecke, so löst sie sich leichter.

Eine Frau war an Borreliose erkrankt und hatte ein ca. 20 cm großes Erythem. Sie litt allgemein an Schwäche und Gliederschmerzen. Sie erhielt sowohl innerlich als auch äu-

ßerlich dreimal täglich je drei Tropfen der Moorfee Essenz *in Kombination mit der* Zellessenz, *worauf es ihr allgemein bald wesentlich besser ging und sich das Erythem Tag für Tag zurückbildete.*

Gerade weil die *Moorfee Essenz* uns vor einer Schwächung des Immunsystems durch tierische Gifte schützt, kann sie auch zum Aufspüren von Impftoxinen und der Entgiftung, bzw. Behandlung der impfbedingten Erkrankungen eingesetzt werden.

Körperliche Zustände

Schutz vor
- Mücken, Anophelesmücken (Überträger des Malariaerregers), Zecken, giftigen Spinnen, Flöhen, Dasselfliegen, Bremsen, Bienen, Wespen, Läusen, Grasmilben

Folgen von Insektenstichen und -bissen
- Zecken lassen sich leichter entfernen
- Abgebrochene Zeckenköpfe treten wieder hervor
- Erythema migrans bei Borreliose
- Insektenstichallergie (Bienen etc.)
- Juckreiz, Entzündung, Schwellung
- Schmerzen giftiger Spinnen (Schwarze Witwe)
- Sommerekzem bei Pferden

Blockaden und Folgen von allen Impfungen
- Drehschwindel
- Mouches volantes (Mücken, schwarze Punkte im Sehfeld)
- Stechende Schmerzen
- Warzen an Fingern und Füßen

Die geistige Wirkung

Die *Moorfee Essenz* nimmt uns die Angst vor Insekten. Besonders Menschen, die aufgrund schlechter Erfahrungen eine fast panikartige Angst vor Bienen und Wespen haben, hat sie geholfen, wieder Frieden mit diesen Insekten zu schließen.
Durch ihr Stechen machen Insekten den Menschen darauf aufmerksam, dass er seinen Schutz, aber auch seine innere Haltung, die mehr oder weniger von Aggressivität und Angst geprägt ist, ändern sollte. Häufig fühlen sich nämlich nicht nur Insekten aufgefordert zuzustechen, sondern auch Menschen, die zu spitzen Bemerkungen neigen, mit ihrem Giftstachel in Form von verletzenden Worten.

Seelische Anwendungsbereiche

- Nimmt die Angst vor giftigen Insekten
- Schützt vor Sticheleien

Anwendung und Dosierung

- Auch als Spray oder Salbe einsetzbar.
  Zum Aufspüren von Impfgiften: Die *Moorfeesalbe Salbe* auf die Impfeinstichstellen auftragen oder diese besprühen.
- Bei extremem Mückenbefall die dahinterliegende Krankheit behandeln, bzw. die Dysfunktion der Chakren.

Beste Einnahmezeit:
– Kurz bevor man sich den Insekten aussetzt
– Vorm Schlafengehen, Waldspaziergang etc.
– Nach Impfungen

Insektenschutz:
1–2 Tropfen einnehmen und auf Hals und Schultern oder um die Fußknöchel (gegen Zecken) auftragen oder einsalben. Nach Bedarf wiederholen, anfangs öfter, dann langsam in immer größeren Abständen einsetzen. Sobald die Wirkung nachlässt, wieder öfter nehmen oder die Tropfenzahl erhöhen.
Insektenallergie oder starke Anziehungskraft: Mindestens 4–6 Wochen, bevor Sie sich den Insekten aussetzen, 2 x täglich 2 Tropfen der Essenz einnehmen.
Folgen von Insektenstichen oder -bissen: Auf die entzündete Stich- oder Bisswunde einen Tropfen auftragen und je nach der Intensität des Schmerzes viertelstündlich wiederholen, innerlich einen Tropfen nehmen.

Läuseprophylaxe:
Morgens und abends einen Tropfen einnehmen.
Läusebefall: 3 x täglich 2 Tropfen einnehmen. Haare täglich mit Shampoo waschen, in das jeweils 3 Tropfen der Essenz gegeben werden. Nach Ausspülen des Shampoos nochmals 3 Tropfen im Haar verteilen.

Insektenschutz bei Tieren:
Großtieren (ab ca. 45 kg) ca. 5 Tropfen äußerlich (oder als Spray) und 3 Tropfen innerlich verabreichen.
Kleintieren ca. 3 Tropfen äußerlich und 1–2 Tropfen innerlich geben.
Flohbefall: 2–3 x täglich 3 Tropfen der Essenz geben. Lager und Fell der Tiere damit besprühen. Die Tierbesitzer sollten ebenfalls 2 x 2 Tropfen einnehmen und sich besprühen.

Zecken entfernen:
Einen Tropfen der Essenz auf die Zecke tropfen. Dadurch lässt sie sich leichter entfernen und möglichen Krankheitsfolgen wird vorgebeugt.

Impftoxine aufspüren:
Belastungen durch giftige Zusatzstoffe lassen sich auch noch nach vielen Jahren bis Jahrzehnten mit der *Moorfee Salbe* auf den Impfstellen aufspüren. Eine genaue Anlei-

tung zum Aufzeigen eventueller Impfblockaden und Ausleitung der toxischen Belastung finden Sie auf Seite 233.

(>) Folge- und (+) Kombinationsessenzen

- Erythema migrans, Borreliose, Sommerekzem bei Pferden, Warzen an Fingern oder Füßen
  + *Zellessenz*
- Negatives Umfeld
  + *Princess Flower Essenz* > *Rad des Lebens*
  > *Tierchakra Essenz*
- Impffolgen aufspüren und behandeln
  > *Ball* > *Herz* > *Juwel* > *Kelch* > *Leber* > *Magnet*
  > *Medulla* > *Moorfee* > *Rad* > *Tier* > *Wiege*
  > *Waldfee* > *Zelle*

Affirmation

„Gnade sei gewährt!"

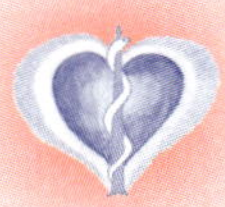

6. Juwel der Essenzen

Blauregen, Glyzine – Wisteria

Hauptchakra

Stirnchakra, 6. Chakra

Leitthema

Dieses Chakra befindet sich zwischen den Augenbrauen und ist das Zentrum des Bewusstseins und der höheren Intelligenz. Die Essenz gleicht die grundlegenden Eigenschaften der linken und rechten Gehirnhälfte aus, indem sie wie ein Juwel in unser Bewusstsein strahlt. So verbindet sie uns mit dem allgegenwärtigen Bewusstsein, wenn wir diese Möglichkeit annehmen möchten. Störungen in diesem Bereich können sich durch Kopfschmerzen, Migräne, Schnupfen oder Gedächtnisprobleme bemerkbar machen.

Bei allen Beschwerden ist es wichtig, die dahinterliegende Ursache aufzulösen, erst dann kann es zu einer wirklichen Heilung kommen.
Kopfschmerzen oder Lernschwierigkeiten sind häufig auch eine Folge der Impfungen, besonders der Mehrfach-

impfstoffe. Hier können die Essenzen die feinstofflichen Blockaden lösen, die dann mit Hilfe der Homöopathie geheilt werden.

Das *Juwel der Essenzen* ist die wichtigste Essenz bei Entzündungen der Nasenschleimhäute, wenn die Irritation vom sechsten Chakra ausgeht. Bei einer akuten schmerzhaften Sinusitis kann das *Juwel* innerhalb kürzester Zeit Erleichterung bringen, vorausgesetzt, es liegt keine Blockade durch ein anderes Chakra vor. Mit dem *Kelch des Lebens* oder der *Leberchakra Essenz* können diese Blockaden gelöst werden.

Der allergische Schnupfen ist wie viele der Autoimmunerkrankungen eine Folge der Impfungen, besonders wenn diese aus Angst in einer unreflektierten Maßlosigkeit durchgeführt wurden. Auch wenn die Kinder nicht geimpft sind, können sie über ihre geimpften Eltern an allergischem Schnupfen erkranken. Sobald einmal die Ursache erkannt ist, lassen sich die Autoimmunerkrankungen gut behandeln.

Körperliche Zustände

Nasenneben- und Stirnhöhlen

- Entzündung (akute und chronische Sinusitis) mit schmerzenden Zähnen, geschwollener Backe,

Augentränen
- Stock-, Fließ- und Heuschnupfen
- Verbessert die Gehirndurchblutung und den Austausch zwischen beiden Gehirnhälften
- Asthma durch Schimmel in der Wohnung
- Nahrungsmittelallergien durch Impftoxine auf Gluten, Histamin, Laktose, Karotten, Nüsse

Kopfschmerzen
- Stirn-, Schläfenkopfschmerzen
- Einseitige Migräne oder Kopfschmerzen
- Bei Tiefdruck (Kaltwetterlage) im ganzen Kopf

Impffolgen, die das Gleichgewicht der Gehirnhälften blockieren
- Schwindel
- Alzheimer
- Folgen von Schlaganfall: Kopfschmerz und Schwindel

Störungen des Gleichgewichtsorgans im Ohr
- Gleichgewichtsstörungen
- Schwindel, Höhenschwindel
- Tinnitus, Epilepsie
- Verstopfte Ohren

Die geistige Wirkung

Durch die Öffnung des Stirnchakras, auch Drittes Auge genannt, erhellt sich unser Bewusstsein und verleiht uns die Fähigkeit, klar zu denken und wahrzunehmen.
Über das sechste Chakra erhalten wir Zugang zu unseren Visionen und nehmen auch andere Menschen in ihrem Potenzial wahr. Dazu gehört auch das Unterscheidungsvermögen, um den Dingen auf den Grund zu gehen. Bei einer Störung des Stirnchakras kommt es zu Schwierigkeiten, die beiden Gehirnhälften gleichwertig zu benutzen. Es kann eine Neigung bestehen, rechts und links zu verwechseln und nicht richtig Schreiben und Lesen zu lernen. Unter dem Verlust der Visionskraft leidet auch das Gedächtnis.

Seelische Anwendungsbereiche

- Aufmerksamkeitsstörungen (ADS, ADHS)
- Steigert die Merkfähigkeit, erleichtert das Auswendiglernen, z. B. Vokabeln
- Lese-Rechtschreib-Schwäche, Legasthenie
- Rechenschwäche, Dyskalkulie
- Pubertätsprobleme (Suchtgefahr)
- Mangelndes Selbstvertrauen
- Menschen, die ihre Mitte verloren haben
- Fördert Erdung und verbindet Erde und Kosmos im Menschen

- Stimmungsaufhellend bei Dauerkälte und Regenwetter
- Meditationshilfe
- Konzentration auf das Allerheiligste in uns durch Gebet und Kontemplation etc.
- Verbessert künstlerischen Ausdruck und visuelle Vorstellungskraft

Ängste
- Verlustangst, geliebte Menschen zu verlieren
- Angst, vor Gruppen zu sprechen
- Höhenangst
- Flugangst
- Schulangst

Anwendung und Dosierung

Äußerlich auf die schmerzende Stelle als Salbe aufgetragen, wirkt das *Juwel der Essenzen* bei Schnupfen, Heuschnupfen und Kopfschmerzen fast besser als innerlich.
Beste Einnahmezeit:
- Eher morgens als abends einnehmen
- Bei Lernschwierigkeiten vor der Schule oder den Hausaufgaben
- Bei Heuschnupfen vier Wochen vor dem Pollenflug

(>) Folge- und (+) Kombinationsessenzen

- Heuschnupfen Folgeessenzen sind:

  Leberchakra Essenz, Moorfee Essenz,

  *Tränendes Herz, Auferstehungsessenz**

- Impfbedingter Heuschnupfen, besonders nach Masern- und Tetanus Impfung

  \+ *Moorfee Essenz*

- Kopfschmerzen

  leberbedingt mit Übelkeit:

  \+ *Leberchakra Essenz*

  durch Störung des Solarplexus

  mit Hitzeunverträglichkeit oder Erwartungsangst:

  \+ *Solarplexus Essenz*

  von der Halswirbelsäule ausgehend:

  \+ *Magnetische Essenz*

  nach Kopfverletzungen:

  > Licht des Herzens > *Magnetische Essenz*

  \+ *Princess Flower Essenz*

  Scheitelkopfschmerzen: + *Pfad des Herzens*

- Die „Lernessenzen“

  \+ *Blauer Strahl (Konzentrationsstörung)*

  oder + *Solarplexus Essenz (bei Aufregung)*

  oder + *Herzchakra E. (Konzentrationsmangel aus Angst)*

  oder + *Magnetische Essenz (Fehlhaltung der Wirbelsäule)*

** Diese Essenz ist nicht im Buch beschrieben, aber sehr wichtig bei schwerem Heuschnupfen.*

- Aufmerksamkeitsstörungen (ADS)
  - *> Ball of Light + Blauer Strahl*
  - *+ Herzchakra Essenz + Solarplexus Essenz*
  - *+ Tierchakra Essenz*
- Epilepsie
  - *+ Herzchakra Essenz*
- Flug- und Höhenangst
  - *+ Herzchakra Essenz + Solarplexus Essenz*
- Schnupfen, Nasennebenhöhlenentzündung (Sinusitis)
  - *+ Kelch des Lebens > Leberchakra Essenz*
  - *>Tränendes Herz*
- Tinnitus
  - *+ Blauer Strahl > Elektrosmog Schutzessenz*
  - *> Herzchakra Essenz*
- Schlaganfall
  - *+ Blauer Strahl + Pfad des Herzens*
  - *+ Schutz Essenz + Waldfee Essenz + Zellessenz*

Affirmation

„Ehre dem Allgegenwärtigen!“

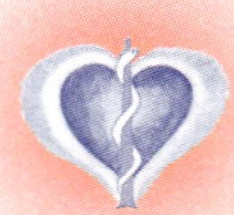

7. Tierchakra Essenz

Violette Rose

Hauptchakra

Tierchakra

Leitthema

Einstiegsessenz für Tiere

Das Tierchakra gehört zwar nicht zu den klassischen Hauptchakren, ist aber trotzdem ein wichtiges Energiezentrum. Es ist ein kleineres Chakra und liegt etwas oberhalb des Herzchakras zwischen der 2. und 3. Rippe.

Die Verbindung zum Tierreich spielt in vielen alten Kulturen sowie in der Astronomie und Astrologie eine große Rolle. Bei den Indianern wird das Tier hoch verehrt. Die *Tierchakra Essenz* hilft dabei, die Tiereigenschaften wieder zu ihren ursprünglichen Bestimmungen zurückzuführen. Sie ist eine sehr wichtige Essenz, denn unter der „Fehlentwicklung" der Menschheit leidet die Tierwelt besonders. Die Übergriffe, zum Beispiel durch Tierversuche, sind manchmal sehr subtil und vielen Menschen, selbst Tierschützern oder Vegetariern, die Medikamente, Impfstoffe oder konventionelle Kosmetika verwenden, nicht bewusst.

Dabei wird das Leiden der Tiere als notwendiger Teil der „humanen Wissenschaft“ hingenommen. Die Qualen der gefolterten Tierseele findet als krankmachendes Feld in die Medikamente. Auf diese Weise könnten die Impfungen die niedrigen animalischen Charaktereigenschaften im Menschen verstärken.

Fast alle Menschen haben Probleme mit ihrem niederen Selbst, mit den geheimen Schwächen, die niemand bemerken soll, aber auch mit ihren Stärken, die ihnen selber Angst machen, und dies hat fast noch mehr Begrenzungen zur Folge als Ersteres. Eine übermäßige Verlagerung des Animalischen in den sexuellen Bereich ist möglich.

Manche machen einen großen Bogen um diese Essenz. Doch auf dem Weg zum Ziel kommen wir nicht umhin, uns auch mit unseren Schattenseiten zu konfrontieren. Wer das erkennt, und manchmal dauert dieser Prozess Jahre, auf den wartet diese Essenz des Erbarmens und der Mildtätigkeit.

Bettnässen

Ein 6-jähriges Mädchen wurde mit der Tierchakra Essenz *und der* Essenz Kelch des Lebens *von ihrem Bettnässen befreit. Die Wirkung setzte in der ersten Nacht nach der Essenzengabe ein. Das Mädchen erhielt jeweils einen Tropfen vor dem Schlafengehen.*

Körperliche Zustände

Tiere

- Einstiegsessenz für Tiere, wenn keine genauere Krankheitsdiagnose vorliegt
- Unsauberkeit von Haustieren
- Massentierhaltung

Menschen

- Einnässen, Einkoten bei Kindern sowie Erwachsenen
- Vergiftung durch Kunstdünger
- Folgen von Medikamenten und Kosmetika, die auf Tierversuchen basieren
- Folgen, Schäden durch Impfstoffe, die tierische Sekrete enthalten
- Folgen von sexuellem Missbrauch

Die geistige Wirkung

Die *Tierchakra Essenz* hilft uns dabei, die Qualität der Zeit für uns zu verbessern. Das ist besonders wichtig für Menschen, die Spitzenleistungen erbringen müssen. Dafür muss sich der Mensch gezwungenermaßen in den Fluss der Zeit hineinbegeben und das Animalische im positiven Sinn bewusst ausleben. Dies ist nur möglich durch die Bündelung aller Sinne auf ein oberes Ziel in einem bestimmten Moment. Die *Tierchakra Essenz* kann Ihnen helfen, sich auf Ihren Instinkt zu verlassen, so dass Sie zur rechten Zeit am richtigen Ort sind, um Ihr Ziel zu erreichen. So macht das Leben wieder Freude, wenn alles wie am Schnürchen läuft, als würden unsichtbare Lenker die verschiedenen Umstände perfekt miteinander koordinieren.

Seelische Anwendungsbereiche

Tiere

- Für unterdrückte oder aggressive Tiere
- Erleichtert das Eingewöhnen von Tieren in eine neue Umgebung.
- Humane Tierhaltung im Tierheim, Hühnerstall, Massentierhaltung
- Für Rassen, die durch Qualzüchtung entstanden sind
- Stärkung des Organismus von Tieren und Menschen, die sich als Opfer fühlen
- Stoppt Missbrauch oder Quälereien von Mensch / Tier
- Beugt Weglaufen von Tieren und Kindern vor

Menschen

- Hilfreich bei Mobbing und Hänseln (Opfer / Täter)
- Nach oben buckeln und nach unten treten
- Verhilft zu instinktiv richtigem Handeln
- Fördert das friedliche Zusammenleben von sehr unterschiedlichen Menschen oder Tieren

- Befreit von vereinnehmenden Beziehungen
- Beziehungen, in denen ein Partner in die Opferrolle geht
- Zwanghafter, ständiger Partnerwechsel
- Steuert Sucht bzw. Suchtgefahr entgegen (Rauchen, Alkohol, Essen, TV, PC, Drogen etc.)
- Hilft, sinnvolle Diäten durchzuhalten
- Befreit von kräftezehrenden Gewohnheiten, Tics, Kontrollzwängen, Zähneknirschen
- Befreit von Angst und Kontrolle, die z. B. durch Impfungen ausgelöst wurden
- Verhindert den Missbrauch von Talenten
- Weckt verborgene Talente
- Bringt unruhige Kinder in ihre Kraft (ADHS)
- Wirkt der Entgleisung des Sexualchakras entgegen: exzessives Onanieren, Sex-, Pornosucht etc.

Anwendung und Dosierung

Menschen: 1–2 x täglich 1–2 Tropfen
Kleine Tiere: 1 x täglich 1 Tropfen
Größere Tiere: 1 x täglich 2–4 Tropfen (ab ca. 45 kg)
Zum Aufspüren von Impftoxinen: *Tierchakra Salbe* auf die Impfeinstichstellen auftragen oder diese besprühen.

(>) Folge- und (+) Kombinationsessenzen

Tierchakra Essenz

Die Tierchakra Essenz folgt der:

- *Leberchakra Essenz*
  – bei unkontrolliertem Ärger oder Schwierigkeiten, sich von Süchten zu befreien
- *Balsam Essenz* und *Schutz Essenz*
  – als Schutz vor unerwünschten Übergriffen
- *Kelch des Lebens*
  – bei Immunschwäche nach Impfungen

Kann gut kombiniert werden bei:

- Bettnässen
  + *Blauer Strahl* + *Herzchakra Essenz*
  + *Kelch des Lebens*
- Eßsucht
  + *Herzchakra Essenz* + *Leberchakra Essenz*
  + *Solarplexus Essenz* + *Blauer Strahl*
- Impfschäden
  + *Juwel der Essenzen* + *Herzchakra Essenz*
  + *Magnetische Essenz* + *Moorfee Essenz*
- Aggressivität durch Impfungen, die auf tierischem Eiweiß basieren
  + *Leberchakra Essenz* + *Moorfee Essenz*
- Operationen, Folgen von
  + *Leberchakra Essenz* + *Medulla Essenz*

- Seelische Verletzungen, Missbrauch
  + *Herzchakra Essenz* + *Wiege des Herzens*
- Spiel-, Kauf-, Fernseh- oder Computersucht
  + *Herzchakra Essenz* + *Leberchakra Essenz*
  + *Pfad des Herzens* + *Solarplexus Essenz*
  + *Rad des Lebens*
- Stärkt den Willen, sich von Gewohnheiten und Süchten zu befreien
  + *Blauer Strahl*
- Tics und Kontrollzwänge
  + *Herzchakra Essenz* > *Blauer Strahl*
- Zähneknirschen, Anspannung in Gesicht und Kieferbereich
  + *Blauer Strahl*
- Zwischen- und Blockademittel zur Entgiftung von Impftoxinen
  + *Moorfee Essenz,* auch als *Salbe*

Affirmation

„Das Herz erbarme sich!"

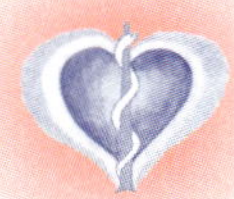

8. Magnetische Essenz

Yucca – Yucca

Hauptzentrum

Wirbelsäule

Leitthema

Durch die gesamte Wirbelsäule fließt eine besondere Energie, die auf der feinstofflichen Ebene mit der magnetischen Lebensenergie gleichgesetzt wird. Die *Magnetische Essenz* zeigt uns, wie die Wirbelsäule nur durch die sanfte Aufhebung der energetischen Blockaden wieder ins Lot kommt. Die Wirbel gleiten an die richtige Stelle, wenn sich die Energiebahnen öffnen.

Vor allem bei Kindern, die eine angeborene oder erworbene Fehlstellung der Wirbelsäule haben, z. B. durch die Polioimpfung, ist sie wichtig. Durch das energetische Ausgleichen und einen kraftvollen Energiefluss durch die Wirbelsäule können strukturelle Veränderungen, selbst wenn sie über einen längeren Zeitraum entstanden sind, wieder in Ordnung gebracht werden.

Auch wenn eine andere Essenz nicht weiter wirkt, ist an die *Magnetische Essenz* als Zwischenmittel zu denken.

Bei Diabetes kann sie in Kombination mit der *Leberchakra Essenz* und der *Solarplexus Essenz* zur Stabilisierung des Blutzuckerwertes mit beitragen. Die *Magnetische Essenz* schützt vor radioaktiver Belastung, nach Bestrahlungen (Krebsbehandlung), vor Schmerzen und möglichen Schäden für das Ungeborene durch Ultraschalluntersuchungen, bei Röntgenaufnahmen, einem Leben in der Nähe eines Atomreaktors, nach einem Reaktorunfall.

Körperliche Zustände

Alle Arten von Rückenschmerzen und Beeinträchtigung der Wirbelsäule – Entzündung der Rückenmarksnerven

- Multiple Sklerose nach Impfungen, besonders Polioimpfung, Lähmungen, Morbus Bechterew, Ischias
- Skoliose und andere Rückgratverkrümmungen
- WS-Verletzungen, Schleudertrauma, Wirbelsäulensyndrome, -brüche
- Bandscheibenvorfall
- WS-Blockaden
- Versorgungsbereich der Rückenmarksnerven
- Steifheit der Wirbelsäule, Hexenschuss
- Bei langen Autofahrten vorbeugend gegen Ermüdung und Rückenschmerzen
- Facialisparese durch Wirbelsäulenverletzung
- Migräne von der Halswirbelsäule ausgehend

- Rheuma
- Arthrose der Kniegelenke
- Beckenschiefstand (Hüftgelenksdysplasie)
- Beschwerden durch künstliches Hüftgelenk
- Schulter-Arm-Syndrom
- Geburt: geburtserleichternd bei Rücken- und Kreuzschmerzen
- Sterilität bei Frauen
- Müdigkeit durch Nachtwachen
- Schutz vor Jetlag
- Zahnfehlstellungen
- Zahnregulierungen, schmerzhafte
- Zähneknirschen, Kieferklappern

Schutz vor Strahlenbelastung:

- In der Krebstherapie
- In der Nähe eines Atomreaktors (besonders in Windrichtung)
- Nach Reaktorunfall
- Bei Strahlenkater, Folgen von Bestrahlungen
- Bei Arbeit im Atomkraftwerk
- Bei Bildschirmarbeit
- Bei Elektrosmog, schnurlosen DEC-Telefonen, Mobilfunk, Ultraschall, Röntgenstrahlen, Magnetfeldern

Seelische Anwendungsbereiche

- Folgen von Schlafmangel und Überarbeitung
- Tag-Nacht-Rhythmus gestört
- Schärft die Konzentration und den Verstand bei Rückenschwäche
- Lernschwäche bei Kindern, die in die Höhe schießen
- Verleiht Kraft, Energie, Ausdauer, Konzentration

Anwendung und Dosierung

• Bei Schmerzen die Salbe auftragen und innerlich die Essenz nehmen.

Beste Einnahmezeit:
- Vor und während einer körperlichen Belastung wie Sport, Yoga etc., längeren Fahrten, Flügen, Berg- und Skitouren (empfehlenswert in der Auto- und Reiseapotheke)
- Bei der Geburt nach jeder Wehe
- In der Genesungszeit

(>) Folge- und (+) Kombinationsessenzen

- Folgt gut nach der *Herzchakra Essenz*
- Wird gefolgt von: *Hüter der kosmischen Wahrheit, Waldfee, Wurzelchakra Essenz*
- Schleudertrauma
  + *Waldfee Essenz* + *Wiege des Herzens*

- Knie-, Hüftgelenksarthrose
  > *Wiege des Herzens*
- Bauchspeicheldrüsenentzündung
  \+ *Leberchakra Essenz* + *Solarplexus Essenz*
  \+ *Zellessenz*
- Empfängnisfördernd
  > *Herzchakra Essenz* + *Kelch des Lebens*
  > *Venus Essenz** > *Glücksessenz**
- Diabetes nach Masern-, Mumps-, Polio-, FSME-, Tetanus-Impfung und bei Altersdiabetes
  \+ *Solarplexus Essenz* + *Leberchakra Essenz*
  \+ *Zellessenz*
- Hexenschuss
  > *Weisheit des Herzens*
- Rundrücken
  \+ *Herzchakra Essenz*
- Zahnfehlstellung
  \+ *Blauer Strahl*

Affirmation

„Deine Kraft leite es!“

---

* *Diese Essenzen sind noch nicht im Buch beschrieben.*

9. Pfad des Herzens

Gelbe Rose - Rosa flava

Hauptchakren

Herz- und Kronenchakra

Leitthema

Der *Pfad des Herzens* zeigt den Weg, den das Herz gehen möchte, und stellt damit die Verbindung vom Herzen zum Scheitel- oder Kronenchakra her, dem siebten Chakra, das von violetter Farbe ist. Durch die Meisterung des Kronenchakras können wir unsere Ich-Bezogenheit überwinden und schließlich vollständig frei werden. Bei Heiligen wird es als Heiligenschein dargestellt. Jesus Christus hatte vollen Zugang zu seinem Kronenchakra. Er predigte, dass sein Königreich nicht von dieser vergänglichen materiellen Welt sei.

Der *Pfad des Herzens* ist besonders hilfreich bei Scheitelkopfschmerzen, auch bei Kopfschmerzen, die durch geistige Arbeit entstehen, bei der das Gefühl zu kurz kommt.

Diese Essenz kommt in vielerlei Lebensabschnitten vor, angefangen nach der Geburt, wo das Kind oft Eingewöhnungsschwierigkeiten auf der Erde hat und es zu einem gestörten Fontanellenschluss kommen kann. Während früher eher die Gefahr einer zu späten Verknöcherung des Schädels infolge Licht- und Kalkmangels (Rachitis) bestand, kommt es heutzutage infolge zu reichlicher Calcium- und Vitamin-D-Gaben eher zu einem vorzeitigen Fontanellenschluss, der mit einer Frühreife kombiniert ist. Oftmals steckt hinter scheinbaren Mangel- bzw. Überflußsituationen / -symptomen eine geistige Ursache und diese gilt es über das Chakra zu behandeln.

Schmerzen im Fuß

Ein Mann hatte sich den Knöchel verstaucht und sich eine äußerst schmerzhafte Bänderzerrung zugezogen. Seit Monaten litt er zudem an einer Herzmuskelentzündung. Auslöser war die unbefriedigende Situation am Arbeitsplatz und die Ungewissheit, wie es weiter gehen sollte. Obwohl er sehr viel und treu für die Firma gearbeitet hatte, wartete statt der Anerkennung die Kündigung auf ihn. Seine Frau rieb seinen verletzten Fuß mit der Salbe Pfad des Herzens *ein, woraufhin dieser für Sekunden heftig wie Feuer brannte, doch mit dem Verschwinden des Brennschmerzes verging auch der Verrenkungsschmerz. Erstmalig war ihr Mann die ganze Nacht beschwerdefrei.*

Erst nach einer Woche begann sich die Verletzung wieder leicht zu melden, und die Salbe wurde erneut aufgetragen.

Wieder kam es zu dem nun schon bekannten Brennen, woraufhin der Schmerz wieder verschwand.

An diesem Beispiel wird deutlich, dass die Essenzen immer entsprechend der Krankheitsursache und weniger der Krankheitssymptome gegeben werden müssen. Bei einem verstauchten Knöchel infolge einer Diskoordination ist die *Princess Flower Essenz* angezeigt.

Körperliche Zustände

- Herzbeschwerden
- Herzfehler
- Asthma
- Kopfschmerzen, besonders auf dem Scheitel durch zu viel geistige Arbeit oder Kopfverletzung
- Druck auf den Scheitel
- Säuglinge:
  - Fontanellenschluss gestört
  - Milchschorf
  - Zangen- oder Saugglockengeburt
- Übelkeit mit Depressionen
- Schlafstörungen durch Existenzängste
- Schlaganfall, Vorbeugung und Nachsorge
- Schwindel und Benommenheit
- Verletzungen des Scheitels

Die geistige Wirkung

Die Essenz ist wichtig für alle Menschen, die im Grunde ihres Herzens ihre wahre geistige Heimat suchen und deshalb auf der Erde oft Schwierigkeiten haben, den richtigen Platz zu finden. Diese Störung des Herzchakras kann zu den unterschiedlichsten Veränderungen oder Symptomen am Herzen führen. Der Mensch hat als das höchste Geschenk den freien Willen bekommen, was ihm eine Sonderstellung unter allen anderen Lebewesen gibt. Aus dem freien Willen heraus hat er sich jedoch entschieden, nicht den Weg mit Gott zu gehen, und da beginnt das Leiden.

Es ist nicht leicht, den Pfad, den das Herz als den besten für das eigene Wohl empfindet, zu spüren und ihm zu folgen. Besonders in schwierigen Situationen, wenn wir von dem äußeren Druck sehr verunsichert sind, leidet unser Herz sehr.

Der Mensch, der seinem Pfad folgt, muss oftmals gegen heftige innere und äußere Widerstände ankämpfen, kann dadurch jedoch ein Umdenken in anderen Menschen bewirken, auch wenn dies Jahrhunderte dauert. Denken wir nur an den Homöopathen Samuel Hahnemann, der als Wegbereiter der sanften und nebenwirkungsfreien Medizin bis zum heutigen Tag umstritten ist. Für diesen einsamen Pfad, der mit Phasen der Niedergeschlagenheit und Selbstzweifel gepflastert ist, passt diese Essenz.

Seelische Anwendungsbereiche

- Sie hilft, aus der Kopflastigkeit in die Realität des Herzens zu führen
- Steuert der Überbewertung des Intellekts entgegen, hilft Menschen, die vom Kopf her leben, unter Kritiksucht leiden, bewertend sind
- Hilfe in Krisen und Katastrophen für Menschen, die jegliche Hoffnung aufgegeben haben und nicht mehr die Kraft aufbringen, für ihr Leben zu kämpfen
- Sie stärkt bei dem Gefühl, dass einem alles entgleitet oder davonschwimmt
- Löst Depressionen und Resignation auf
- Befreit von Inaktivität und Lethargie
- Ein Hoffnungsbringer
- Zur seelischen Traumaverarbeitung
- Sie unterstützt bei Autismus
- Sie stärkt das Selbstbewusstsein und die Selbstliebe
- Sie hilft, den eigenen Herzensweg zu finden, fungiert als Wegweiser
- Bei Trauerbewältigung
- Bei allgemeinen Ängsten, Versagensängsten, der Angst vor Veränderung, Existenzängsten, z. B. nach Kündigung
- Bei Unentschlossenheit, Selbstzweifeln
- Bietet Entscheidungshilfe in schwierigen, scheinbar hoffnungslosen Lebenssituationenen oder Krankheiten

- Unterstützt in einer Zeit der Neuorientierung und des Wandels
- Bei Verlust des Partners, der Arbeitsstelle, Heimat
- Heimweh
- Für Jugendliche nach dem Schulabschluss, um ihnen ihren Weg zu zeigen
- Unterstützt bei Orientierungslosigkeit, z. B. in der Pubertät
- Hilft bei Schwierigkeiten in der Schule aufgrund von Pubertät, Null-Bock-Syndrom, Depressionen
- Erleichtert den Eintritt in Kindergarten oder Schule bzw. Wechsel der Bezugspersonen

Anwendung und Dosierung

1–2 Tropfen, auch mehrmals täglich, falls notwendig.

(>) Folge- und (+) Kombinationsessenzen

Folgeessenz: *Weisheit des Herzens*

- Abnabelung, um den eigenen Weg zu finden
  + *Solarplexus Essenz*
- Alkohol- oder Tablettensucht
  + *Leberchakra Essenz* + *Tierchakra Essenz*

- Asthma als Impffolge
  > *Moorfee Essenz*
- Asthma durch Wechsel der Lebensumstände
  > *Herzchakra Essenz*
- Erleichtert das Ankommen auf der Erde
  + *Wurzelchakra Essenz*
- Photonenstrahlentherapie gegen Krebs
  + *Magnetische Essenz* + *Zellessenz*
- Nach Schlaganfall
  + *Blauer Strahl* + *Juwel der Essenzen*
  + *Schutzessenz* (bei Lähmungen der Beine)
  + *Waldfee* + *Zelle*
- Stärkt den Willen, den Pfad des Herzens zu gehen
  + *Blauer Strahl*
- Trennungsschmerz und Auflösung einer Partnerschaft
  + *Herzchakra Essenz* > *Tierchakra Essenz*

Affirmation

„Herzenslicht erhelle den Weg!"

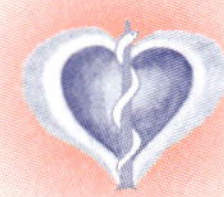

10. Wiege des Herzens

Wüstenrose

Hauptchakra

Herzchakra

Leitthema

Der Mensch, der die Essenz *Wiege des Herzens* braucht, leidet unter seiner latenten Weigerung, mit dem Schicksal mitzugehen. Dadurch manövriert er sich selbst in einen Zustand der Erstarrung. Das Zentrum der Beweglichkeit befindet sich im ersten Chakra am Ende der Wirbelsäule am Grund des Beckens. Auch auf dieses wirkt die Essenz.

Die Gelenke verlieren die nötige Beweglichkeit und bereiten zunehmend Schwierigkeiten beim Gehen. Außerdem besteht Angst, einen falschen Schritt zu machen und wieder auf der seelischen Ebene verletzt zu werden.

Körperliche Zustände

Kopfschmerzen, kranzförmig um den Scheitel

- Föhnkopfschmerzen
- Kopfschmerzen bei Wetterwechsel von kalt auf warm und vor Schneefall

Gelenke und Muskeln

- Fördert die Beweglichkeit der unteren Extremitäten
- Steifheit, Unbeweglichkeit
- Krachen der Gelenke
- Arthritis, Arthrose (entzündliche und degenerative Gelenkerkrankungen)
- Gelenkverschleiß, berufsbedingt; schlimmer durch Belastung und Witterungswechsel
- Ödematöse Gelenkschwellungen
- Gelenk- und Muskelrheuma
- Gicht
- Rheumaschübe durch tierisches Eiweiß / Wetterwechsel
- Schmerzen und Steifheit infolge künstlicher Gelenke
- Sehnenscheidenentzündung des Handgelenks
- Unterstützt die Beweglichkeit der Wirbelsäule und die Gelenkigkeit bei Yoga und Turnen

Beine

- Wandern und Joggen, v. a. in den Bergen, Skifahren
- Beugt Muskelkater vor

Magen: wenn ein seelisches Trauma zugrunde liegt

- Appetitverlust morgens
- Durstlosigkeit abends
- Abneigung gegen Obst und Süßes
- Wasseransammlung im Bauch

Die geistige Wirkung

Die *Wiege des Herzens* ist die Essenz der Unterdrückten, auch für Gruppen von Menschen bei der Bewältigung eines Traumas, das kollektive Ausmaße hat. Unterdrückungen gehen von der herrschenden Gesellschaftsklasse aus mit dem Ziel, ihren Machtanspruch zu sichern.

Während beim *Pfad des Herzens* die Kränkungen durch Nichtbeachtung bzw. Ausgrenzung und Verfolgung noch glimpflich enden, kann es bei Menschen, die der *Wiege des Herzens* bedürfen, zu sehr schweren Traumen kommen. Denken wir z. B. an den Papst Johannes Paul I., der nur 33 Tage seines Amtes walten konnte, weil er sich für die Armen und Unterdrückten einsetzte, besonders aber für die Kinder und Frauen, die aufgrund des Verbots der Empfängnisverhütung ein Leben in Elend erwartete und ein frühzeitiger Tod durch Verhungern.

Die kollektiven Unterdrückungen betreffen aber nicht nur Frauen und Kinder, sondern auch Rassen, Berufszweige, religiöse Gruppen oder einfach Andersdenkende. Von der Homöopathie und der Familienaufstellung wissen wir heute, dass menschenverachtende Behandlungen so lange ihre negativen Auswirkungen bis in die nächsten Generationen haben, bis ein Glied der Familie (Sippe) es schafft, diese seelischen Verletzungen zu heilen (aufzulösen). Nur so ist es möglich, die Nachfahren vor der negativen Kettenreaktion zu bewahren und sich von den in Fleisch und

Blut übergegangenen Mustern der Unterdrückung zu befreien. Oftmals sind sich die Nachkommen gar nicht dieser Belastung bewusst, wenngleich sie irgendwie spüren, dass etwas nicht in Ordnung ist.

Durch die Essenz *Wiege des Herzens* finden all diese unterdrückten Gruppen, Völker, Rassen und Kasten wieder Zugang zu der Wiege in ihren Herzen; erst dann können sich die auf den ganzen Körper verteilten Traumen langsam auflösen. Diese Traumen sind charakterisiert durch ihre Penetranz, die Hartnäckigkeit, den beständigen Druck, wodurch Abnutzungserscheinungen gefördert werden. Das Schicksal der unterdrückten Menschen besteht darin, sich be- und ausnutzen zu lassen.

Durch äußerst traumatische seelische Erlebnisse kann sich ein Mensch entschließen, sein Herz zu ignorieren. Es ist für ihn leichter, ein Leben ohne Herz zu führen, anstatt ständig diese unsäglichen Herzensqualen erleiden zu müssen. Natürlich entscheidet er sich damit auch indirekt, ein noch unglücklicheres Leben zu führen, doch dies ist ihm nicht bewusst. Das schreckliche Erlebnis ist für ihn so schmerzhaft gewesen, dass er fürchtet, einen Herzschlag zu bekommen, wenn er es wieder konfrontieren müsste. Solch ein Erlebnis kann so lange zurückliegen, dass der Mensch sich gar nicht mehr daran erinnern kann, jemals so etwas erlebt zu haben

Seelische Anwendungsbereiche

- Löst uralte Traumen und Ängste auf
- Traumen aus frühester Kindheit oder vorgeburtliche
- Traumen aufgrund eines „minderwertigen" sozialen Status
- Traumen aufgrund der Familienkonstellation
- Schärft die Wahrnehmung der eigenen Herzensbedürfnisse
- Verbindet mit der eigenen Intuition
- Fördert herzlichen Kontakt zu Tieren
- Stärkt das Gefühl, dass einen nichts mehr aus dem Gleichgewicht bringen kann
- Stellt den Zugang zur Lebensaufgabe wieder her
- Mindert die Folgen einer langen Trennung von der Familie (Hospitalismus)

Beste Einnahmezeit

In der Früh eingenommen bewirkt sie, dass einen den ganzen Tag nichts aus der Bahn werfen kann.

Anwendung und Dosierung

- In der Regel genügen 2 Tropfen am Tag.
- Bei akuten Schmerzen 2–3 Tropfen geben und wiederholen, wenn die Wirkung nachlässt.
- Das Öl hat sich zur Massage bewährt.

(>) Folge- und (+) Kombinationsessenzen

- Kniegelenkarthrose

  \+ *Magnetische Essenz*
- Bei traumatischen Erlebnissen in frühester Kindheit

  \+ *Herzchakra Essenz*
- Verletzungen der Gelenke, Sehnen und Bänder infolge Diskoordination oder Bänderschwäche

  \+ *Princess Flower Essenz*
- Rheuma, Gelenkbeschwerden nach Röteln Impfung

  \+ *Moorfee Essenz*

Affirmation:

„Das Herz ruft!"

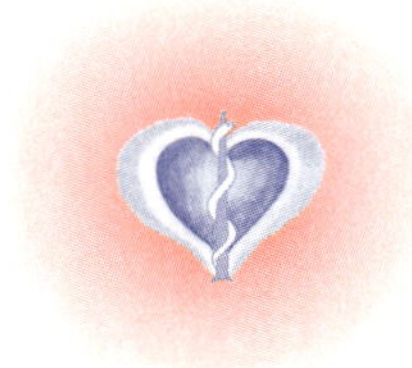

11. Princess Flower Essenz

Prinzessinnenblume – Tibouchina urvilleana

Hauptchakra

Prinzessinnenchakra

Leitthema

Diese Essenz hat eine Beziehung zu einem Teil des Gehirns, welches das Scheitelchakra umgibt. Ist die Struktur in diesem Bereich in Disharmonie geraten, so kann sich das Zentrum der motorischen Koordination nicht mehr optimal an die jeweiligen Umstände anpassen, so dass es (durch Ungeschicklichkeit) zu Unfällen kommen kann. Durch die „Unfälle“ wird der Mensch auf seinen Zustand, der ihn langsam immer unbewusster hat werden lassen, aufmerksam gemacht. Die *Princess Flower Essenz* ist daher im weitesten Sinn als Trauma-Essenz sowohl bei psychischen als auch körperlichen Traumen zu bezeichnen. Eine besondere Beziehung hat sie zum Kopf, aber auch zu den Gelenken und Rippen.

Die *Princess Flower* ist die Essenz mit dem bisher größten Wirkungsbereich auf die Selbstheilungskräfte bei Verletzungen, vor allem der Gelenke und Rippen. Auch schwache Gelenke mit der Neigung zu Verstauchungen oder

Schlottergelenke konnten günstig beeinflusst werden.
Sie lindert nach einer Gelenkverletzung die Verzweiflung, wodurch auch die Schmerzen sowie die Entzündung und Schwellung schneller abklingen.
Ständige Überreizung eines Gelenks kann zu einer Sehnenscheidenentzündung führen, wenn der Mensch unter einer psychischen Daueranspannung steht, wie sie bei Indikation der *Princess Flower Essenz* typisch ist. Er verkrampft sich dann bei Bewegungen, die ihm normalerweise nichts ausmachen oder ihm sogar guttun, z. B. beim Tennisspielen, Tippen oder Stricken. In einer entspannten Stimmung kann dies nie geschehen. Häufig ist das betroffene Gelenk auch durch eine vorausgegangene Verletzung bereits energetisch angeschlagen.

Körperliche Zustände

Akute Traumen und Folgen von Traumen

- Mangelnde Körperkoordination auf Grund von Traumen, Sorgen, Schock und Verletzungen, die daraus resultieren
- Gehirnerschütterungen, Kopfverletzungen
- Chronische Folgen von Kopfverletzungen
- Schlaflosigkeit und Schlafstörungen durch Sorgen
- Unerträgliche Kopfschmerzen, als ob der Kopf geteilt wäre
- Beeinträchtigtes Sehvermögen durch Kopfschmerzen

- Migräne mit Erbrechen oder Schwindel mit der Angst hinzufallen, besonders nachts
- Hartnäckige Kopfschmerzen in der Schwangerschaft in Verbindung mit vorzeitigen Wehen
- Hinterkopfschmerzen, die bis in die Stirn ziehen
- Verstauchungen, Verrenkungen, Umknicken der Fußgelenke
- Gelenkverletzungen
- Gelenkkapselriss, Gelenkbruch, Schlottergelenk, Prellungen
- Quetschungen, Wunden
- Sehnenscheidenentzündung
- Tennisellbogen

Brustkorb

- Druck auf linken Brustkorb unter den Rippen, schlimmer durch Druck, Stiche unterhalb der Rippenbögen
- Rippenbrüche und -prellungen
- Folgen von Rippenverletzungen, z. B. Pneumothorax

Venen

- Krampfadern, schmerzhafte Varizen mit Kopfschmerzen und Schwindel
- Venenentzündung
- Thrombophlebitis

Princess Flower Essenz

Gebärmutter
- Verletzung durch Einlegen der Kupferspirale

Die geistige Wirkung

Durch seelische oder körperliche Traumen kann es zu einer Energieblockade im Prinzessinnenchakra kommen. Die Energien stauen sich, werden falsch verteilt, kurzum, es herrscht Chaos im Gehirn und somit auf dem Schreibtisch. Die Gedanken sind verschlungen, sie wandern überallhin, das geradlinige Denken fällt schwer. Dieser Mensch macht sich wegen allem und jedem viel zu viele Sorgen. Die Sorgen betreffen sowohl seinen eigenen Gesundheitszustand als auch den nahestehender Personen sowie seine wirtschaftliche Situation. Er hat das Vertrauen und damit auch den Überblick über sein Leben, seine Geschäfte, seine Finanzen verloren. Obwohl es ihm finanziell gut geht, hat er immer das Gefühl, er würde mit seinem Einkommen nicht über die Runden kommen oder sein Geschäft könne von einem plötzlichen Schicksalsschlag getroffen werden und er würde alles verlieren. Mit der *Princess Flower Essenz* kann das alte Traumamuster, welches das Vertrauen in die göttliche Führung in seinen Grundfesten massiv erschütterte, umgewandelt bzw. erlöst werden.

Die Essenz wirkt wie ein Laserstrahl, der trotz absoluter Unordnung durchdringt, so dass der Mensch über sich hinauswächst, zur „Prinzessin“ wird und majestätisch durch das sich unter seinen Füßen ordnende Chaos schreitet, ohne dass es ihn herunterzieht. Es ist eine sehr sanfte Kraft, die trotz Chaos eine tiefe Harmonie bewahrt, hilft, bei Sinnen zu bleiben, und vor Ausrasten schützt. Die Gedanken können kommen und gehen, doch mit der *Princess Flower Essenz* bleibt man ganz ruhig bei sich.

Seelische Anwendungsbereiche

- Holt aus dem Schock und der Verzweiflung nach Verletzungen
- Macht die energetische Störung, die Verletzungen und Verrenkungen zugrunde liegt, bewusst und bringt Ordnung
- Hilft, die Ursache der Gewaltausübung in uns bewusst zu machen
- Depressionen, Schwermut nach Kopfverletzungen
- Sorgen, Kummer, Anspannung und Schlafmangel
- Rechtsseitiger Kopfschmerz, so dass sich der Kranke nur noch verkriechen oder verstecken möchte
- Angst zu verarmen
- Selbstaufopferung
- Ständige Eile
- Empfindlichkeit gegenüber nasskaltem Wetter
- Langjährige Trauer durch Verlust eines geliebten Menschen und Verlust der Lebensfreude

- Lernblockaden durch Verletzungen
- Stimmungsschwankungen
- Reduktion übermäßigen Verlangens nach Rotwein
- Erleichtert das Ein- und Durchschlafen
- Erhöht die Lernwilligkeit bei Menschen, die Probleme mit Gewalt lösen wollen
- Schafft Platz im Gehirn, gibt Ordnung und Struktur
- Lässt den Kranken die Lebensfreude wiederfinden
- Löst Sorgen auf, schenkt Zuversicht

Anwendung und Dosierung

- Bei Verletzungen anfangs häufiger wiederholen. Je nach Schwere der Verletzung alle Viertelstunde innerlich 2–3 Tropfen auf Quellwasserbasis geben und äußerlich einsalben. Der Verletzte kann in einen tiefen Heilschlaf fallen. Im Schlaf nicht wiederholen. Grundsätzlich sollte die Essenz nach der Verletzung noch einige Zeit bis ein paar Wochen weiter gegeben werden, um die dahinterliegende energetische Störung auszugleichen.
- Bei Kopfschmerzen ist die Wirkung am größten, wenn gleich bei den ersten Beschwerden 2–3 Tropfen innerlich gegeben werden, anfangs halbstündlich wiederholen. Die Dosis wird reduziert, sobald die Besserung einsetzt. Manchmal reicht eine einmalige Gabe von 1–3 Tropfen.

Beste Einnahmezeit:

– Vor dem Schlafen, da sie für einen guten Schlaf sorgt.

(>) Folge- und (+) Kombinationsessenzen

- *Princess Flower Essenz* folgt gut nach:
  Wiege des Herzens – bei seelischen Traumen
  Herzchakra Essenz – als erste Notfallmaßnahme bei leichteren Verletzungen sowie Schlafstörungen

- Krampfadern, Besenreisergefäße
  \+ *Leberchakra Essenz* + *Venensalbe**
- Lernblockaden infolge Kopfverletzung
  > *Magnetische Essenz*
- Migräne infolge Kopfverletzung
  > *Juwel* + *Magnetische Essenz* + *Pfad des Herzens*
- Steifigkeit nach Gelenkentzündung
  > *Wiege des Herzens*
- Kopfschmerzen oder Migräne nach Kopfverletzung
  > *Juwel der Essenzen*
- Schlafstörungen durch Kummer oder Herzeleid
  \+ *Herzchakra Essenz*

Zu beachten!
In seltenen Fällen wird die *Princess Flower Essenz* äußerlich nicht vertragen, wenn der Körper mit Giftstoffen überladen ist und er diese nicht über die Haut ausscheiden kann

---
* *Diese Salbe ist nicht im Buch beschrieben.*

sowie gleichzeitig eine Überempfindlichkeit gegenüber Alkohol besteht. Deshalb ist die begleitende Anregung des Leberchakras mit je zwei Tropfen der *Leberchakra Essenz* innerlich und äußerlich als Salbe notwendig. Zur weiteren Unterstützung hat sich die *Venensalbe* bewährt. Sie enthält die *Leberchakra Essenz*, die *Princess Flower Essenz* und die *Venus Essenz*.

Affirmation:
„Mach dir keine Sorgen! Gott ist hier!"

12. Kelch des Lebens

Ackerhornkraut – Cerastium arvense

Hauptchakren

Sakral- und Herzchakra

Leitthema

Die Essenz *Kelch des Lebens* wirkt auf das zweite Chakra und das Herzchakra. Das Sakralchakra befindet sich im Becken und versorgt die Geschlechtsorgane und die Blase.

Wenn das Sakralchakra richtig arbeitet, werden herunterziehende, krankmachende Energien nicht angezogen. Hier sitzt die Kraft, welche die Flamme der Liebe aufrecht hält, die uns vor ansteckenden Krankheiten schützt. Die Kunst besteht darin, die Flamme der Liebe ständig zu nähren, so dass sie uns mit all ihrer majestätischen Kraft emporhebt. Das ist zugleich ein einfacher als auch sehr komplexer Prozess. Das Prinzip ist, unter allen Umständen die Sakralenergie positiv zu erhalten, d. h. in jeder Situation auch die humorvolle oder liebevolle Seite zu sehen. Diese Fähigkeiten wieder zu erwerben kann sich über viele Jahre hinziehen, weil die im Menschen verankerten Wünsche, Triebe und Emotionen ihn oftmals daran hindern. In den meisten Menschen sind weit zurückliegende emotionale Probleme versteckt, die genau in dem Moment, wo wir sie nicht gebrauchen können, hochkommen und uns den Boden unter den Füßen wegziehen können. Dadurch wird unser Immunsystem geschwächt, und wir werden anfällig für negative Energien, die sich sehr unterschiedlich manifestieren können. Wenn das Sakralchakra wieder harmonisch funktioniert, fließt unseren Abwehrkräften Mut und Durchsetzungskraft zu.

Die Essenz wirkt sowohl prophylaktisch, also schützend vor Infekten, als auch im Erkrankungsfall; allerdings nach den bisherigen Beobachtungen nur dann, wenn die Erkrankung eine Folge von Stress oder Medikamenten ist. Der Mensch, der den *Kelch des Lebens* braucht, setzt sich gerne selbst unter Druck. Er ist extrem leistungsorientiert und neigt dazu, Raubbau mit seinen Kräften zu treiben, und unterminiert auf diese Weise die Kraft des Sakralchakras.

Frauen, die zu Erkrankungen der Gebärmutter mit heftigen Periodenschmerzen und starken Blutungen neigen, hilft der *Kelch des Lebens* oft schnell.

Nach Impfungen bei Kindern, besonders nach Mehrfachimpfungen oder wenn in einen Infekt hineingeimpft wurde, berichten aufmerksam beobachtende Eltern, Erzieher/-innen und Lehrer häufig von einer ständigen

Erkältungsneigung. Die Kinder stecken sich bei jeder kleinsten Gelegenheit im Kindergarten oder in der Schule an. Es macht sie auch anfällig für Magen-Darm-Infekte. Mit dem *Kelch des Lebens* können die Kinder ihre Immunstärke zurückgewinnen.

Körperliche Zustände

Akute und chronische Immunschwäche
als Folge von Stress, Überanstrengung

- Stressbedingte Blasenentzündung
- Geschwächtes Immunsystem nach starken Medikamenten, Chemotherapie, Impfungen etc.
- Nasennebenhöhleninfekte oder -blockaden durch Operationen
- Schutz vor stressbedingten Erkältungskrankheiten sowie Magen-Darm-Infekten

- Einnässen
- Unterstützung beim Singen

Gebärmutter

- Unfruchtbarkeit
- Heftige Periodenschmerzen und reichliche Blutungen
- Geburtserleichternd, entkrampfend
- Wehenfördernd durch Entkrampfung des Uterus
- Prostata-, Hoden- und Harnröhrenbeschwerden

Die geistige Wirkung

Die Essenz schützt und hilft bei Folgen von Stress. Nach einer langen aufopferungsvollen Pflegezeit von Familienangehörigen kann es zu einem gesundheitlichen Zusammenbruch der Pflegeperson kommen. Wenn es in solchen Situationen zu einem Infekt kommt, ist an den *Kelch des Lebens* zu denken. Hilfreich ist es dabei, sich innerlich die Affirmation „die Flamme der Liebe aufrecht erhalten" zu vergegenwärtigen.

Fußballspieler, die den *Kelch des Lebens* zum Aufbau des Immunsystems eingesetzt haben, konnten als positiven Nebeneffekt eine bessere Treffsicherheit beim Toreschießen beobachten. Mit dem *Kelch des Lebens* lässt der Stress nach und sie können sich auf ihr Ziel konzentrieren.

Menschen, die ständig im Stress sind, merken häufig nicht, dass sie ihr Leben wie in einem Hamsterkäfig verbringen. Abends verlassen sie ausgelaugt ihr „Hamsterrad" und strampeln dann vielleicht noch ein paar Runden weiter auf ihrem Fahrrad im Keller oder im Fitnessstudio. Sie spüren, dass ihnen etwas Entscheidendes fehlt, aber sie wissen nicht, was es ist. Es ist die Liebe, die Lebensfreude!
Die Hoffnung, die durch die ständigen Krankheiten zerbrochen ist, wird durch die Flamme der Liebe wieder entfacht.

Positive seelische Auswirkung

- Unnötiger Stress fällt von dem Menschen ab
- Er treibt keinen Raubbau mehr mit seinen Kräften
- Die Liebesfähigkeit in stressigen Situationen wird gestärkt
- Befreit von den Folgen von Stress
- Die Hoffnung bekommt wieder einen Platz im Leben

Anwendung und Dosierung

- Schutz vor ansteckenden Krankheiten: 1 x täglich 1–2 Tropfen bei Ansteckungsgefahr
- Zum Aufbau des Immunsystems 1 x 2 Tropfen für ca. 4–6 Wochen einnehmen.
- Akute Infekte: anfangs alle 2–4 Stunden 2–3 Tropfen einnehmen, bei Besserung die Tropfenzahl reduzieren und seltener wiederholen.
- Chronische Fälle: 1 x täglich 1–2 Tropfen, noch 2 Wochen nach Ausheilung weiter geben.

Beste Einnahmezeit:

– Bei zu viel Stress

– Bei drohender oder bereits ausgebrochener Grippewelle

(>) Folge- und (+) Kombinationsessenzen

- Einnässen
  > *Blauer Strahl* > *Herzchakra Essenz,*
  + *Tierchakra Essenz* (je nach Ursache)
- Immunschwäche nach Impfungen (BCG, Grippe, Keuchhusten)
  > *Moorfee Essenz* > *Tierchakra Essenz*
- Nasennebenhöhlenbeschwerden
  > *Juwel der Essenzen*
- Stimmstärkend, hilfreich beim Singen
  > *Blauer Strahl* > *Hüter der kosmischen Wahrheit*
  > *Leberchakra Essenz*
- Stressbedingte Blasen- und Nierenbeschwerden
  > *Blauer Strahl*
- Stressbedingte Magen-Darm-Infekte
  > *Solarplexus Essenz* > *Leberchakra Essenz*
- Traumatische Geburten
  > *Herzchakra Essenz* > *Princess Flower Essenz*
- Nach Ausschabungen
  > *Zellessenz*

Affirmation:
„Die Flamme der Liebe aufrecht erhalten!"

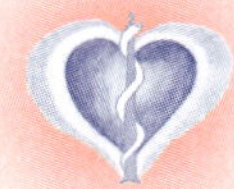

13. Zellessenz

Palo verde – Parkinsonia microphylla

Hauptchakra

Direkte Wirkung auf die Zelle, alle Gewebearten, besonders Haut und Schleimhäute.

Leitthema

Erneuerung, Regeneration und Wiederaufbau sind die Leitthemen dieser Essenz. Sie fördert die Wiederherstellung der Zellfunktionen nach Schädigung der Zelle durch alle Arten von Verletzungen. Die Essenz arbeitet auf der Ebene der Zellintelligenz, die dafür sorgt, dass jede Zelle für sich und alle Zellen im Verband optimal funktionieren.

Die geistige Wirkung

Man sollte einem Menschen niemals sagen, er sei unheilbar krank. Dies ist keine Diagnose, sondern ein Urteil – eine Verurteilung zum Tode. Das gesprochene Wort birgt eine große Kraft in sich. Es kann den Heilungsprozess in einem unglaublichen Maße beeinflussen. Wenn das Wort negativ benutzt wird, kann es eine extrem zerstörerische Kraft entfalten. Für einen kranken Menschen, dessen Immunsystem sowieso schon angegriffen ist, kann ein negatives Wort oder eine falsche Meinung der vernichtende Schlag sein. Auch die Menschen im näheren oder weiteren Umfeld haben einen Einfluss auf die Heilung. Sie können sowohl förderlich sein als auch die Heilung blockieren.

Die *Zellessenz* wirkt auf alle diese Faktoren. Sie macht dem Menschen bewusst, was ihm guttut und was ihm schadet. Ein Mensch, der kein inneres Gespür für die Bedürfnisse seines Körpers hat, kann wenig zur Heilung beitragen. Heilung kann niemals im „Außen" geschehen, auch wenn der Anstoß zur Heilung von außen kommen kann. Aber ohne die Mitarbeit des Menschen verpufft die wertvollste Energie. Die Naturheilkunde baut auf diesem Wissen auf. Die momentan herrschende Medizin nicht, sie ist rein materiell orientiert. Alles, was nicht greifbar, fühlbar, messbar ist, existiert für sie nicht.

Mit der *Zellessenz* ist der Mensch in der Lage, die feinen Impulse in seinem Inneren wahrzunehmen und sich dementsprechend zu verhalten. Je nach Art der Zellschädigung braucht der Körper nun eine andere Nahrung. Im Krankenhaus ist es nicht möglich, auf diese individuellen Bedürfnisse beim Heilungsprozess einzugehen. In manchen Ländern werden die Kranken von ihren Familien im Krankenhaus nach diesem Wissen um das Heilprinzip bekocht. Natürlich sind dort die Heilungserfolge manchmal grandios. Die Heilung geschieht in der Regel in viel kürzerer Zeit. Am besten ist es jedoch, den Kranken zu Hause zu versorgen; dort kann ganz individuell auf seine Bedürfnisse eingegangen werden. Schwerkranke, aber auch weniger schwer Erkrankte, wissen in der Regel ganz genau, was ihnen guttut und was nicht.

Je mehr ein Mensch sein ganzes Leben naturwidrig gelebt hat, desto weniger hat er auch einen natürlichen Instinkt dafür, welche Therapie ihm guttut. Manchmal merkt er zu spät, dass er die falsche Therapie gewählt hat. Solche Menschen entscheiden sich oft für eine Therapie, die sehr aggressiv ist, weil sie meinen, die Schmerzen mit einem Hammer bekämpfen zu müssen. Dies ist natürlich ein Irrtum. Die naturgemäße, wirklich heilsame Therapie ist immer sanft. Wer sein Leben gegen sich selbst, gegen die Natur lebt, macht sich durch seine Lebensweise krank. Der Lernprozess ist es, zu erkennen, dass nur das Sanfte heilsam wirkt. Es fällt diesen Menschen natürlich sehr schwer, das zu akzeptieren, denn so ein Leben haben sie bisher nicht gekannt.
Um so überraschter sind sie, wenn sie zwei Tropfen einer Chakrablüten Essenz nehmen und die positive Wirkung schnell an Körper, Geist und Seele spüren.

Anwendungsbereiche

Regeneration der Zelle
- Verletzungen, Blutungen
- Wunden nach Verletzungen oder Operationen
- Wundgelaufene Füße, Blasen
- Dekubitus (Wundliegen)

Haut
- Sorgt für eine reinere Haut
- Verjüngt, wirkt Faltenbildung entgegen
- Hautausschläge, Neurodermitis
- Sonnenbrand, Verbrennungen
- Fissuren, Rhagaden (Schrunden an Mundwinkeln, After, Fingerkuppen und -gelenken)
- Warzen: Dornwarzen, Stechwarzen
- Ekzeme: juckende (bes. am Schienbein)
- Nach Tetanusimpfung, schmerzhaft brennend
- Juckende Hautausschläge, auch bei Masern
- Haarwachstum wird angeregt, macht das Haar fülliger
- Nagelbettwucherung, brüchige Nägel, Nagelpilz
- Gürtelrose
- Herpes
- Narben: Keloid (wulstige Narben), Störfelder durch Narben

Nach zellzerstörenden Therapien
- Beugt Bestrahlungsschäden und Schäden durch Chemotherapie vor

Heftige zerstörerische Krankheitsprozesse
- Akut: Schlaganfall, Herzinfarkt, offenes Bein, Gehirnentzündung
- Chronisch: Gewebeveränderungen, -entartung, Zysten (Brust, Leber, Schilddrüse, Zähne), Atherome, Geschwüre, Lipome
- Degenerative Prozesse: Arthrose, Borreliose, Krebs, Nervenatrophie
- Anämie

Mund
- Karies, Parodontose, Zahnfleischbluten, -schmerzen
- Pilzbefall im Mund, Soor
- Spröde, trockene Lippen (*Lippenbalsam Salbe**)

Anwendung und Dosierung

- Die Zellsalbe bei Hautproblemen 2 x täglich dünn auftragen. Zusätzlich 1–2 x täglich 2 Tropfen der Essenz einnehmen.
- Bei offenen Wunden oder für die Schleimhäute die *Zellsalbe spezial* verwenden. Sie ist reichhaltiger als die normale Zellsalbe und brennt nicht, da sie keinen Alkohol enthält.

** Diese Salbe ist nicht im Buch beschrieben.*

- Sollten Hautirritationen auftreten, ist die Essenz sofort abzusetzen.

(>) Folge- und (+) Kombinationsessenzen

• Anämie
> *Hüter der kosmischen Wahrheit + Leberchakra*

• Gelenkbeschwerden
+ *Wiege des Herzens*

• Gelenkverletzung
+ *Princess Flower Essenz*

• Offenes Bein
> *Leberchakra Essenz > Tränendes Herz + Zellsalbe*

• Masern
+ *Kelch des Lebens + Zellsalbe*

• Pilzbefall – Nägel, Mund, Scheide
> *Moorfee Essenz + Weisheit des Herzens Salbe*

• Zysten, Knoten in der Schilddrüse
+ *Blauer Strahl Salbe*

Affirmation

„Nimm die Kraft der Regeneration auf!“

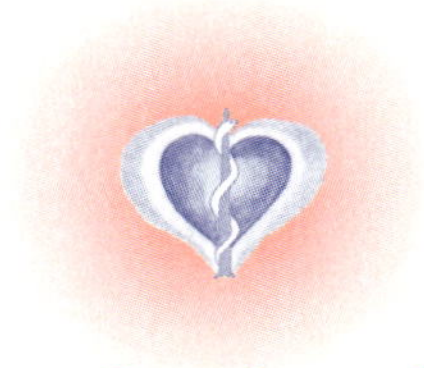

14. Licht des Herzens

Weiße Seerose – Nymphea alba

Hauptchakra

Herz – die Augen des Herzens

Leitthema

Helligkeit, Klarheit, Gewissheit

„Man sieht nur mit dem Herzen gut. Das Wesentliche ist für die Augen unsichtbar.“

Dieses Zitat von Antoine de Saint-Exupéry drückt das Wesentliche der Essenz aus. Wenn man nicht mehr mit dem Herzen sehen kann, kann die Essenz das Licht im Herzen wieder entzünden, und wir sehen die Welt und uns selbst wieder mit liebevollen Augen. Dadurch kann sich auch die Sehfähigkeit verbessern und Augenproblemen vorgebeugt werden. Bei Problemen, die vom Herzchakra ausgehen und sich in irgendeiner Weise auf die Augen, den Hinterkopf oder die Schleimhäute des oberen Verdauungs- und Atemtraktes auswirken, kann uns diese Essenz eine Lösung anbieten.

Mit der Essenz löst sich die Blockade im Atlas, dem ersten Halswirbel. Die Energie kann wieder frei fließen, die Atmung wird freier und das Sehen verbessert sich. Die

Essenz hat bei vielen Arten von Augenbeschwerden geholfen, wenn eine Blockade im Hinterkopf vorlag.

Das Unterbewusstsein hält Wache über unverträgliche oder belastete Nahrungsmittel und zeigt dies z. B. über Schwellungen der Schleimhäute mit pelzigem Gefühl oder Kribbeln auf der Zunge mit Luftnot an. Viele Menschen vertragen bestimmte Nahrungsmittel nicht, ohne akut darauf zu reagieren. Die latente Unverträglichkeit kann sich durch Müdigkeit nach dem Essen, Antriebsschwäche, Rumoren im Darm, chronische Nasennebenhöhlenentzündungen, Gelenkschmerzen, allergisches Asthma etc. äußern.

Körperliche Zustände

Augen

- Augenentzündungen
- Farbenblindheit, Schielen
- Grüner (Glaukom) und Grauer Star (Katarakt)
- Kurz- oder Weitsichtigkeit
- Maculadegeneration
- Nacht-, Schneeblindheit
- Tränende Augen
- Trockene, ermüdete Augen (z. B. Bildschirmarbeit)
- Überempfindlichkeit auf Sonnenlicht
- Überanstrengung der Augen

Vom Atlas ausgehende Beschwerden

- Atlasbeschwerden (1. Halswirbel)
- Kopfschmerzen
- Nackenverspannungen
- Verspannung im Oberkiefer, auch durch schlecht sitzende Füllungen
- Kopfverletzungen, Schädelhirntrauma
- Schwindel
- Platt- oder Senkfüße

Schleimhäute im oberen Verdauungstrakt und der Lunge

- Nahrungsmittelallergien, -unverträglichkeit von Laktose, Nüssen, Erdbeeren, Histamin (Kribbeln auf der Zunge, Atemnot)
- Impfbedingte Allergien, Asthma, Atmungsschwäche
- Allergisches Asthma

Die geistige Wirkung

Über dem ersten Halswirbel, dem Atlas, befindet sich eine etwa 1 cm große Stelle, die eine Affinität zum Licht des Herzens hat. Von dort gehen oftmals Kopfschmerzen oder Depressionen aus.

Diese Essenz gibt Helligkeit, Klarheit, Gewissheit und kann Menschen helfen, die das Licht in ihren Herzen nicht mehr wahrnehmen. Sie eignet sich daher auch bei schweren Depressionen, aber man muss keinesfalls Depressionen haben, um die Essenz nehmen zu können.

Wenn man das Licht und die Klarheit nicht mehr in sich hat, fällt es einem schwer, das Wahre vom Falschen zu unterscheiden. Dies kann auch dazu führen, dass der Mensch hypersensibel auf etwas reagiert, das er nicht verträgt.

„Wir sind alle kurzsichtig, ausgenommen nach innen. Nur unsere Traumaugen brauchen keine Brille.“
(Fernando Pessoa)

Positive seelische Anwendungsbereiche

- Guten Mutes sein, auch in der kalten, dunklen Jahreszeit
- Das Wahre vom Falschen gut unterscheiden können

Anwendung und Dosierung

Neben der innerlichen Einnahme können die Augenlider mit der Essenz benetzt werden oder ein Tuch mit der Essenz benetzen und auf die müden Augen legen.

(>) Folge- und (+) Kombinationsessenzen

- Entscheidungshilfe
  + *Pfad des Herzens*
- Fehlsichtigkeit
  + *Juwel der Essenzen*
- Kopfverletzungen
  > *Pfad des Herzens*
  Licht des Herzens folgt der *Princess Flower Essenz*
- Nahrungsmittelallergien, -unverträglichkeit auf Laktose, Histamin etc.
  > *Bonding Essenz** > *Juwel der Essenzen*
  > *Rad des Lebens*
- Narben auf der Netzhaut
  + *Zellessenz*
- Tränende Augen
  + *Tränendes Herz*

Affirmation

„Im Licht des Herzens Gleichmut finden!"

* *Diese Essenz ist nicht im Buch beschrieben.*

15. Medulla Essenz

Kalifornischer Mohn – Eschscholzia californica

Hauptchakra

Atemzentrum im Hinterkopf

Leitthema

Die Essenz hat ihren Namen dem Hauptwirkungsort zu verdanken, denn sie wirkt auf das Chakra, das die Medulla oblongata mit feinstofflicher Energie versorgt. Die Medulla oblongata ist das Atemzentrum und liegt im Hinterkopf. Eine Störung zeigt sich spätestens bei einem Aufenthalt im Hochgebirge über 2000 m, wenn sich bei körperlicher Anstrengung ein Japsen nach Luft einstellt. Die *Medulla Essenz* nimmt den Schmerz von der Lunge und macht sie frei, das haben unter anderem Anwenderinnen bei Trekking-Touren im Himalaya festgestellt.

Bei dieser Essenz können wir die vielfältigsten Wirkungen auf die verschiedenen Organsysteme beobachten, die mit dem Atemzentrum im Gehirn in Verbindung stehen. Viele Erkenntnisse sind gesichert, manche Beobachtungen bedürfen aber noch einer längeren Überprüfung und können daher erst später veröffentlicht werden. Immer wieder hat sich gezeigt, dass die Essenz bei Beschwerden hilfreich ist, die durch Narkosemittel ausgelöst wurden, denn Narkotika können das Atemzentrum empfindlich schädigen. Dazu gehören sowohl Betäubungsspritzen beim Zahnarzt als auch Vereisungen, Periduralanästhesie (PDA) z. B. bei Kaiserschnitt oder Narkosen. Auch manche Krankheiten können sich auf die Medulla auswirken wie z. B. Polio. Ein Impfstoff kann Nebenwirkungen auslösen, die der Krankheit sehr ähnlich sind, daher kann sich gerade eine Polioimpfung ungünstig auf das Atemzentrum auswirken und zu Atembeschwerden bei Anstrengung führen. Eine Störung der Medulla oblongata kann den Wärmehaushalt blockieren – kalte Füße und innerliches Kältegefühl sind mögliche Folgen.

Die Essenz hat Frauen geholfen, denen im Unterleib Gewebe weggeätzt wurde und die als Folge dieser Eingriffe Beschwerden entwickelt haben.

Körperliche Zustände

- Atemnot, oberflächliche Atmung
- Atemnot beim Treppensteigen, Bergsteigen, bei körperlicher Anstrengung, nach Geburt
- Atemnot mit Herzstechen
- Atembeschwerden durch Luftverschmutzung, Kohlenmonoxydvergiftung
- Herzbedingte Atemprobleme, Bluthochdruck
- Atemschwäche nach Impfung

- Bewirkt eine tiefere Bauchatmung
- Husten, Bronchitis, Keuchhusten, besonders wenn gegen Keuchhusten geimpft wurde
- Asthma mit Brustschmerzen und Herzbeklemmung
- Ischias
- Kopfschmerzen
- Rückenschmerzen
- Folgen von Narkosemitteln, künstlichem Koma und Periduralanästhesie für Mutter und Kind
- Lösungsmittelvergiftung
- Schnarchen
- Verschlucken
- Ohnmacht, Koma

Die geistige Wirkung

Bei Narkosedepression, eine durch das Narkosemittel bedingte Traurigkeit, ist an die *Medulla Essenz* zu denken. Auch wenn die Narkose schon jahrelang zurückliegt und der Organismus die Betäubung in irgendeiner Weise nicht vertragen hat, kann die Blockade später noch aufgelöst werden. Es muss immer aktiv an den Blockaden gearbeitet werden, um sich von störenden Fremdeinflüssen zu befreien. Ganz von allein passiert nichts.

Durch eine traumatische Störung des Atemzentrums kann das Vertrauen in die Schöpfung und sich selbst gemindert sein. Menschen können so blockiert sein, dass sie Hilfe und Heilung ablehnen. Oft sind sie sich über diesen Ablehnmechanismus gar nicht bewusst und weisen es unter Umständen entschieden zurück, wenn man sie auf diese Möglichkeit aufmerksam macht. Sie laufen buchstäblich wie betäubt durchs Leben, ohne es jedoch zu merken, und haben zu nichts Lust. Daher kann die *Medulla Essenz* auch wichtig für Kinder sein, deren Mütter während der Geburt eine Periduralanästhesie (PDA) erhalten haben. Manche Verhaltensweisen dieser Kinder könnten dadurch erklärt werden.

Menschen, denen die *Medulla Essenz* guttun könnte, haben das Gefühl, sie würden ersticken, obwohl es keinen direkten körperlichen Anlass dazu gibt. Sie glauben beispielsweise in der Arbeit zu ersticken; dies kann sich auch durch häufiges Vor-sich-hin-Seufzen und Stöhnen äußern. Anstatt die Sachen, die sie machen müssen, anzupacken, beschäftigen sie sich mit unnützen Angelegenheiten, die ihnen ihre Zeit und Nerven rauben. Am Abend liegen sie dann frustriert und deprimiert in ihrem Bett, wobei der ständig wachsende Berg unerledigter Aufgaben auf ihre Lunge drückt und ihnen die Luft zum Atmen nimmt.

Seelische Anwendungsbereiche

- Angst zu ersticken, auch in Arbeit zu ersticken
- Schock nach dem Erleben von Luftnot oder dem Trauma, gewürgt oder zu lange unter Wasser getaucht worden zu sein
- Erstickungsangst
- Entwöhnung bei Rauchern

Anwendung und Dosierung

Bei Narkosefolgen für vier Wochen 1–2 x täglich 1–2 Tropfen.

(>) Folge- und (+) Kombinationsessenzen

- Verbesserung der Sauerstoffaufnahme im Blut
  + *Hüter der kosmischen Wahrheit*
  + *Leberchakra Essenz*
- Narkosefolgen
  > *Herzchakra Essenz* > *Leberchakra Essenz*
- Wenn einem der Partner, die Partnerin oder die Arbeit die Luft zum Atmen nimmt
  > *Tierchakra Essenz*
- Atemnot bei Neugeborenen
  + *Herzchakra Essenz*

- Impfbedingte Atemprobleme, besonders nach der Keuchhusten- und Polio Impfung
  + *Moorfee Essenz*
- Husten
  > *Herzchakra Essenz* + *Kelch des Lebens*
- Asthma
  + *Herzchakra Essenz* > *Pfad des Herzens*

Affirmation

„Lichtkreuz, trage meine Sorgen!“

16. Hüter der kosmischen Wahrheit

Rotblättrige Zellernuss – Corylus avellana

Hauptzentrum

Die beiden Energiekanäle neben der Wirbelsäule,
Ida und Pingala

Leitthema

Recycling-Essenz

Die „verschmutzte" Energie kann entweichen und die Energiekanäle werden mit frischer, belebender Energie erfüllt.

Der *Hüter der kosmischen Wahrheit* reinigt die beiden Energiekanäle neben der Wirbelsäule, die im Sanskrit, der indischen Ursprache, Ida und Pingala heißen. Die beiden Kanäle werden über die Nase mit Atem versorgt. Der *Hüter der kosmischen Wahrheit* reinigt und weitet die Nasengänge und die Nasenscheidewand, so dass mehr energetisierte Luft (Prana) in die Lungen gelangt und die beiden Kanäle mit Energie erfüllt werden. Er besitzt eine aufrichtende Kraft auf die Wirbelsäule und regt die Energie in der Wirbelsäule zum Entgiften des Blutes an. Auf diese Weise ist diese Essenz hilfreich bei Anämie und vielen Wirbelsäulenbeschwerden.

Ferner hat sie sich bei Amalgamausleitung als nützlich erwiesen. Lockere Zähne durch Quecksilber in Amalgam oder Impfstoffen reagierten ebenfalls positiv auf die Essenz. Sie hat bisher eher auf den Oberkiefer gewirkt.
Auch ist sie einzusetzen bei Engegefühl in der Nasenwurzel durch eine schiefstehende Nasenscheidewand oder nach einer operativen Begradigung des Nasenseptums. Nach dieser Operation haben viele Menschen ein unangenehmes Gefühl an der Stelle des Eingriffs und neigen zu Schleimhautanschwellungen der Nase.
Durch die Aufrichtung der Wirbelsäule verleiht die Essenz dem Hinterkopf Stütze und Halt. So beugt sie Drehschwindel und Schläfenkopfschmerzen vor. Bei Müdigkeit und Benommenheit hat sie sich ebenfalls bewährt. Über die verbesserte Energiezirkulation in der Wirbelsäule vermochte sie Schmerzen, vor allem stechender Art, in Handgelenk, Schulter und anderen Gelenken wie Daumen und Fuß (Rheuma) günstig zu beeinflussen.

Körperliche Zustände

- Wirbelsäule
  - Morbus Bechterew
  - Multiple Sklerose
  - Rippenschmerzen
- Enge in der Nasenwurzel durch Nasenscheidewandverkrümmung

- Blut
  - Blutvergiftung
  - Schwangerschaftsvergiftung mit Erbrechen (Gestose: Eiweiß im Urin, Azetongeruch)
  - Reinigung von Fremdblut nach Blutübertragung
  - Förderung der Blutbildung bei Anämie, Blutverlust, Blutspende
  - Bluterkrankheit, chronische Behandlung (im Akutfall hat die *Herzchakra Essenz* die Blutung schnell gestoppt)
  - Unterstützend bei Nierenwäsche (Dialyse)
  - Unterstützend während und nach Behandlung von Krebs, um das Blut zu verbessern
  - Blutreinigend bei Amalgambelastung
- Atmung
  - Verbessert die Zellatmung, erhöht die Sauerstoffaufnahme im Blut
  - Vergrößert das Lungenvolumen, fördert die Bauchatmung
  - Hilfreich bei Trichter- oder Hühnerbrust
- Zähne
  - Zahnempfindlichkeit nach Amalgamentfernung
  - Zahnungsbeschwerden
  - Zu enger Kiefer
  - Lockere Zähne im Oberkiefer

- Hals
  - Geschwollene oder schmerzhafte Halslymphdrüsen
  - Engegefühl im Rachen nach Tonsillektomie (Mandelentfernung)
  - Schilddrüsenbeschwerden (eher Unterfunktion) nach Tonsillektomie

Die geistige Wirkung

Die Essenz verbindet uns mit dem Göttlichen und der Erde und lässt uns das Zusammenspiel von beidem erkennen. Es geht darum, eine höhere Ordnung und Führung zu akzeptieren. Sie ist hilfreich für Menschen, die nach einer übergeordneten Wahrheit suchen und sich aus den Begrenzungen ihrer eigenen Wahrheit befreien möchten. Im negativen Zustand machen die Menschen, denen die Essenz guttun würde, ihre eigene Wahrheit zum Maßstab für andere. Die Essenz ist hilfreich, um eine Grundstruktur aufzulösen, die unter anderem die Bereitschaft, an Krebs zu erkranken, fördern kann. Dem Menschen fällt es mit der Essenz leichter, die übergeordnete kosmische Wahrheit anzuerkennen und sein Leben danach auszurichten.
Diese Menschen neigen auch dazu, ihr Leben nach den Vorstellungen anderer auszurichten, statt auf das eigene Innere zu hören. Sie haben immer etwas an anderen zu verbessern und möchten gerne helfen (Helfersyndrom).

Seelische Anwendungsbereiche bzw. positive seelische Auswirkungen

- Anerkennung einer übergeordneten Wahrheit
- Fokussierung auf ein Ziel, kein Zurückschauen
- Förderung der Selbstliebe
- Gefühl von Gehaltenwerden, nicht alleine sein
- Mut zum Neuanfang, Befreiung von alten, beengenden Gefühlen und Strukturen
- Mehr Vertrauen in Veränderungen
- Gefühl von unbegrenzter Weite
- Wirkt totaler Kontrolle entgegen
- Erlösung
- Überwinden der Gegensätze, Dualität und Zwiespalt
- Fördert tiefe Erlebnisse in der Natur
- Gut für Sänger
- Das Zusammenspiel vom Göttlichen und der Erde erkennen
- Größer werden, Erdung
- Verantwortung selber in die Hand nehmen
- Helfersyndrom

Beste Einnahmezeit

Morgens einnehmen.

(>) Folge- und (+) Kombinationsessenzen

Der *Hüter der kosmischen Wahrheit* folgt gut nach der *Magnetischen Essenz*

- Anämie
  + *Leberchakra Essenz* > *Zellessenz*
- Atemprobleme
  + *Medulla Essenz*
- Nasennebenhöhlenentzündung und Ohrenweh mit Vorgeschichte von Septumbegradigung (OP-Trauma)
  + *Juwel des Herzens* + *Zellessenz*
- Parodontose
  + *Jacumbofee Essenz* + *Leberchakra Essenz* + *Wurzelchakra Essenz* + *Zellessenz*
- Quecksilberentgiftung (Amalgam und Impfzusatzstoffe)
  + *Sunrise Essenz*

Affirmation

„Flamme der Liebe, steige empor!"

17. Rad des Lebens

Kreppmyrte „Der Stolz Indiens“ – Lagerstroemia indica

Hauptchakra

Wurzelchakra

Leitthema

Die Essenz *Rad des Lebens* wirkt in erster Linie auf das erste Chakra, Wurzelchakra genannt, und verbindet es mit dem Herzchakra. Dadurch ist ihre Wirkung viel feiner und durchlässiger als die der *Wurzelchakra Essenz*, ohne deren Wirkung dabei zu bewerten. Beide haben ihren ganz spezifischen Einsatzbereich. Wenn die Gabe zum richtigen Zeitpunkt erfolgt und wenn man das Vorhandensein dieser feinen Schwingungsebene akzeptieren und sich darauf einlassen kann, können beide Essenzen für die Menschen eine große Hilfe darstellen. Das *Rad des Lebens* erdet uns gleichermaßen wie die Essenz uns nach oben zieht und dabei mit großer Freude erfüllt.

Wenn diese grundlegenden Faktoren erfüllt sind, kann sie bei vielen traumatischen Lebensumständen das eingeklemmte Rad des Lebens wieder in Bewegung setzen.

Bei dieser Essenz hat sich gezeigt, dass sie allgemein bei problematischen Narben in Frage kommt, wenn die *Zell-*

essenz nicht ausreicht. Ihr Wirkungsbereich ist daher viel größer als nur, wie ursprünglich angenommen, auf die Folgen eines Kaiserschnittes begrenzt zu sein.

Körperliche Zustände

- Geburtsbegleitend
- Nach einer traumatischen Geburt, Saugglockengeburt etc.
- Lichtempfindlichkeit
- Milchzähne, die nicht ausfallen wollen
- Narben entstörend; bei Taubheitsgefühl in Narben
- Narben auf der Hornhaut
- Nach einer Sterilisation
- Folgen von Operationen im Unterleibsbereich

Die geistige Wirkung

Hier geht es um das Rad unseres Lebens, das sich ständig weiterdreht. Es gibt bestimmte Situationen, wo wir am liebsten aus diesem Rad aussteigen würden, oder unseren ganzen Widerstand einsetzen, um das Rad zum Stillstand zu bringen. Dies geschieht bei traumatischen, leidvollen Lebenserfahrungen, z. B. wenn wir einen geliebten Menschen verlieren und uns gegen das Schicksal aufbäumen. Wir sehen kein Licht mehr in unserer Welt und erstarren in unserem Kummer zu einer Salzsäule. Der Fluss des

Lebens scheint an uns vorbeizufließen. Oder wir stürzen uns in die Arbeit, um dem Schmerz im Hamsterrad der Pflichterfüllung zu entfliehen. Mit dieser Essenz fällt es uns leichter, alle Schicksalsschläge, die uns ereilen, zu akzeptieren.

Die Essenz ist auch passend für Menschen, die aufgrund ihrer Kopflastigkeit Schwierigkeiten haben, sich selber und das für sie Richtige zu spüren. Durch ihren Redefluss entfernen sie sich immer weiter von ihren innersten Gefühlen und versuchen so, das Manko zu überspielen. Häufig haben sie ihre Traumen nicht verarbeiten können und zürnen Gott und ihren himmlischen oder irdischen Helfern. In ihrer Verwirrung suchen sie dann Hilfe am falschen Ort, was ihr Leiden nur noch verschlimmert. So kommt es zu einer unnötigen Operation, einem Kaiserschnitt oder einer Sterilisation oder Abtreibung, die später möglicherweise bereut wird.

Die Essenz ist hilfreich für Menschen, deren Einstieg in diese Welt auf normalem Weg (Spontangeburt) nicht möglich war, denen die Erfahrung fehlt, wie es ist, aus eigenem Antrieb den Zeitpunkt für gewisse Entscheidungen zu wählen, die dem Leben eine bestimmte Richtung geben. Sie wurden gegen ihren Willen aus dem Mutterleib geholt und unterliegen auch dem Einfluss des Betäubungsmittels. Nach einem Kaiserschnitt kann das *Rad des Lebens* hilfreich für Mutter und Kinder sein, um das Trau-

ma der unnatürlichen Geburt zu verarbeiten und das Programm der Fremdbestimmung bei beiden aufzulösen, so dass sie sich für neue Chancen öffnen können. Nach Aussagen von Gynäkologen, die sich eingehend mit diesem Thema beschäftigen, werden heutzutage oftmals unnötigerweise Kaiserschnitte durchgeführt. In manchen Fällen mag der Wunsch auch von der Schwangeren ausgehen, die kein Vertrauen in ihre Weiblichkeit, ihre Schöpfungskraft, ihre Sexualität hat, wenn die Verbindung vom Wurzelchakra zum Herzen gestört ist und sie deshalb Angst vor der Geburt hat. Der Mangel wird durch ein bedingungsloses Vertrauen in die Technik überdeckt. Natürlich kommt es durch dieses Ungleichgewicht zu Enttäuschungen.
Die Essenz löst die durch den Schnitt im Unterleib und in der Gebärmutter entstandenen Blockaden, wie Kälte ab dem Unterleib bis in die Füße. Das Trauma kann auch Jahre nach dem Kaiserschnitt noch ein wichtiges Thema für Mutter und Kind sein. Ein Kaiserschnitt, der Wochen vor dem Geburtstermin vorgenommen wird, kann sowohl für die Mutter als auch für das Kind oft zu einem traumatischen Eingriff in die Speichen des Lebensrades werden.

Das *Rad des Lebens* ist auch allgemein angezeigt bei energetischen Übergriffen. Die Essenz kann auch als Schutz im Haus versprüht werden, so dass nichts Unerwünschtes hinein kann.

Trauerbewältigung

Ein Mann war auf tragische Weise ums Leben gekommen. Seine Schwiegermutter hatte das Gefühl, ihr Leben wäre dadurch zu einem Stillstand gekommen – das Weitergehen im Rad ihres eigenen Lebens fiel ihr schwer. Vier Wochen nach seinem Tod äußerte sich das körperlich durch heftige Knieschmerzen, die durch Beugen schlimmer wurden. Mit den Tropfen vom Rad des Lebens *konnte sie ihre Trauer bearbeiten, fand ihre Lebensbejahung wieder und mit der Salbendose, die sie nur in ihrer Hand hielt, verschwanden die Schmerzen fast augenblicklich.*

Seelische Anwendungsbereiche bzw. positive seelische Auswirkungen

- Traumatische Erlebnisse
- Rausgefallen sein aus dem Rad des Lebens
- Entfaltung, Vollendung in ihrer höchsten Form
- Erweckung des mitfühlenden Herzensstroms
- Führt aus den Begrenzungen der eigenen Vorstellungen
- Zur Reinigung der Räume von schlechter Energie
- Wenn man sich wie in einem Hamsterrad fühlt
- Selbstmordgefährdung
- Schutzessenz vor energetischen Übergriffen
- Ermöglicht das Loslassen von erstarrten Gedanken

Anwendung und Dosierung

Bei Kaiserschnittkindern innerlich einsetzen, bei deren Müttern als Salbe auf die Narbe.

(>) Folge- und (+) Kombinationsessenzen

- Reinigung von Fremdeinflüssen, auch in Räumen als Spray

  > *Tierchakra Essenz*
- Kaiserschnitt

  > *Bonding Essenz** > *Medulla Essenz*
- PDA während der Geburt

  > *Medulla Essenz*
- Narben

  > *Zellessenz Salbe*
- Dramatischer Lebenswechsel

  > *Pfad des Herzens*
- Nabelschnur um den Hals

  > *Medulla Essenz + Blauer Strahl*

Affirmation

„Reinlichkeit ist Göttlichkeit!"

* *Diese Essenz ist nicht im Buch beschrieben.*

18. Wurzelchakra Essenz

Pfefferminze – Mentha piperita

Hauptchakra

Wurzelchakra

Leitthema

Die Essenz reinigt das erste Chakra, welches sich unterhalb des Steißbeins befindet, und ist hilfreich bei Blockaden im Kreuz- und Steißbein. Von diesem Chakra gehen sanfte Schwingungen durch das Becken und erfüllen den ganzen Körper und die Wirbelsäule.

Kinder, deren Mütter während der Geburt Narkotika (PDA) erhalten haben, sind oftmals nicht richtig geerdet. Die Essenz strukturiert die Energien im Becken und bringt uns in Kontakt mit der Kraft in unserem Becken. Sie ist für Frauen hilfreich, die sich in der Schwangerschaft nicht richtig wohl, geerdet und vital fühlen.

Die *Wurzelchakra Essenz* hat eine große Beziehung zu den Zähnen und vor allem den Zahnwurzeln. Sie hat sowohl zu fest sitzende Milchzähne sanft gelockert, die den nachwachsenden Zähnen im Weg standen, als auch Zähne in ihrem Zahnbett gefestigt, die durch einen Schlag locker geworden waren. Die Natur wirkt immer ausgleichend in beide Richtungen. Die Essenz ließ auch herausgeschlagene Zähne bei Kindern nach dem Hineinstecken in den Kieferknochen wieder fest anwachsen. Sogar die dunkle Verfärbung löste sich auf.

Entzündetes Divertikel

Ein Mann litt an einem entzündeten Divertikel (Darmausstülpung), das operiert werden sollte. Bei einem Divertikel besteht die Gefahr eines Darmdurchbruchs in die Bauchhöhle, der zu lebensgefährlichen Komplikationen führen kann, wenn dies nicht rechtzeitig bemerkt wird. Wegen der Entzündung konnte nicht gleich operiert werden. Der Mann wollte jedoch keine Operation, und so empfahl ich, die Wurzelchakra Essenz *für eine Woche zu geben und anschließend zusätzlich die* Leberchakra Essenz *und die* Solarplexus Essenz. *Es ging ihm sogleich besser, und die starken Schmerzen ließen nach. Nach einem Vierteljahr war von dem Divertikel nichts mehr zu sehen, so wie es sich der Mann gewünscht hatte. Aber die Ärzte wollten es erst nicht glauben, weil sie so etwas noch nicht erlebt hatten.*

Die geistige Wirkung

Die *Wurzelchakra Essenz* hilft besonders Menschen, die Schwierigkeiten haben, richtig auf der Erde anzukommen, sich zu erden. Sie erweckt das Urvertrauen, das Vertrauen

in die Natur, in Gott, in das Unsichtbare. Sie schützt auf diese Weise vor fehlgeleitetem Vertrauen in die Falschheit der Welt. Im Wurzelchakra stellt die Essenz die Verbindung zwischen dem Weiblichen und Männlichen her und fördert kreative Schöpfungsprozesse. Sie bringt von dort aus Partner unterschiedlichen Temperaments in eine ähnliche Schwingung. Dies wirkt sich bei Partnerschaftsproblemen auch günstig im sexuellen Bereich aus, so dass beide Partner die männliche und weibliche Energie in sich vereinen können. Sie erdet, gibt Kraft und macht wach. Das Steißbein ist der Sitz der Kundalini, der Erleuchtungskraft, durch welche der Mensch frei werden kann von allen Blockaden. Die Kundalini darf erst erweckt werden, wenn der Kanal gereinigt ist. Ansonsten könnte es zu Kurzschlüssen in den Nerven kommen. Die Wurzelchakra Essenz kann hilfreich bei der Reinigung sein.
Im Wurzelchakra geht es um den weisen Gebrauch der Urkraft, es fließt sehr viel Energie in diesem Chakra.

Die Essenz fördert auch die Standfestigkeit und Erdung im Alltag, so dass wir nicht so leicht durch andere Meinungen beeinflussbar sind und uns nichts umwerfen kann. Je besser wir geerdet sind und je harmonischer unsere Schwingung ist, desto leichter fällt es uns, mit anderen in Resonanz zu treten. Diese Essenz hilft, wenn man Angst hat, den Boden unter den Füßen zu verlieren.

Im Wurzelchakra sind sowohl die Lebensziele als auch die Wurzeln der Ahnen verankert. Es geht um die Entfaltung der geistigen Kraft, die man mitgebracht hat, um sein volles Potenzial langsam und beständig zu erreichen.

Körperliche Zustände

- Alle Beschwerden im Steißbeinbereich
- Herausgedrücktes Steißbein durch Geburt
- Beckenbodenschwäche
- Blockierung der Energie im Becken
- Hüftgelenksbeschwerden
- Nagelbettentzündung und -verletzung
- Rheuma
- Gicht, steife Finger
- Zahnwurzeln und Kieferknochen: Wurzelherde, lockere oder vereiterte Zähne, Zahnungsbeschwerden, Probleme mit Implantaten

Anwendung und Dosierung

- Für Paare ist es hilfreich, die *Wurzelchakra Essenz* im selben Zeitraum morgens einzunehmen, um sich auf eine gemeinsame Schwingung einzustimmen.
- Die Essenz macht sehr wach und sollte deshalb eher morgens eingenommen werden.
- Bei Entzündungen im Mundraum können Sie *Ölziehen* mit den Essenzen machen:

Auf einen Esslöffel biologisches Sonnenblumenöl geben Sie jeweils 1–2 Tropfen der Essenzen; morgens vorm Zähneputzen auf nüchternen Magen in den Mund nehmen und 10–20 Minuten ziehend und schlürfend im Mund hin und her bewegen. Anschließend das jetzt weiß gewordene Öl in die Toilette spucken, gründlich die Zähne putzen und ein Glas warmes Wasser oder Kräutertee trinken.

(>) Folge- und (+) Kombinationsessenzen

Folgt der *Magnetischen Essenz* und der *Waldfee Essenz* bei Rückenschmerzen

• Uteruszyste

> *Kelch des Lebens* + *Zellessenz*

• Parodontose, Entzündung am Zahnfleisch

+ *Leberchakra* Essenz + *Jacumbofee Essenz*

> *Hüter der kosmischen Wahrheit* + *Zellessenz*

• Zahnwurzelentzündung

+ *Waldfee Essenz* + *Zellessenz*

Affirmation

„Die Quelle ist die Stille!“

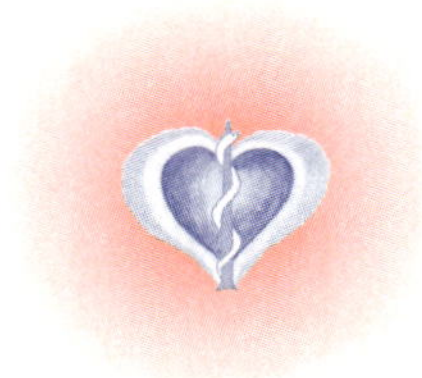

19. Waldfee Essenz

Waldfarn – Aspidium filix mas

Hauptzentrum

Wirbelsäule

Leitthema

Kommunikation, Zahnherde

Sie ist hilfreich für Menschen, die sich aufgrund von Schmerzen oder Schwäche in der Wirbelsäule nicht gerade halten können. Auch ist sie für Autofahrer geeignet, die durch langes Fahren Nackenverspannungen bekommen. Die *Waldfee Essenz* fördert die mühelose Aufrichtung der Wirbelsäule. Sie verbesserte die Beweglichkeit bei Menschen mit einem erstarrten Oberkörper und leichter Buckelhaltung, die das Gefühl hatten, ihr gesamter Oberkörper wäre ein dunkler, unbeweglicher Klotz. Die Essenz kann bei Zuständen in Erwägung gezogen werden, die sehr stark mit einer negativen Konditionierung verbunden sind. Schließlich kann dies zu einer Erstarrung oder sogar zu Lähmungen führen, weil der Mensch nicht mehr nach rechts oder links schaut, sondern nur stur geradeaus.

Sie fördert die Kommunikation zwischen den Zellen, wenn zum Beispiel ein beherdeter Zahn die Funktion anderer Organe beeinträchtigt und zu Erkrankungen wie Rheuma oder Herzbeschwerden führt. Die Essenz hat sich bewährt bei Zahnfehlstellungen und Zahnschmerzen durch Fisteln, Wurzelentzündungen und chronischen Zahnherden. Bei der Einnahme sollte viel Wasser getrunken werden, um den Körper bei der Entgiftung zu unterstützen.

Sie fördert die Blutbildung bei Anämie (Blutarmut). Einem anämischen Menschen fehlt die Kraft. Aufgrund seiner Schwäche hat er immer die Angst, nicht genügend geschützt zu sein.

Körperliche Zustände

- Neuralgien durch Fehlstellung der Wirbelsäule
- Erkrankungen der Wirbelsäule
- Multiple Sklerose
- Karpaltunnelsyndrom
- Hartnäckige, sehr qualvolle Schmerzen im Fußrist mit Entzündung und Schwellung
- Stauungen im Nacken, z. B. durch langes Autofahren oder Arbeiten
- Zahnherde

- Kopfschmerzen mit Übelkeit
- Stoffwechselanregend
- Lähmung nach Impfung, besonders Polioimpfung
- Gesichtslähmungen (Facialisparese)
- Nach Schlaganfall

Die geistige Wirkung

Die Wirkung dieser Essenz ist sehr sanft und unauffällig. Sie bringt eine kindliche, fröhliche Energie in das erstarrte System. Dadurch kann sie uns helfen, schablonenhafte Denkmuster und Konditionierungen aufzulösen und uns von der Vorstellung zu befreien, dass das ganze Leben in einer engen, festgelegten Form verläuft, die keinen Spielraum für Freude, Freiheit und Kreativität lässt. Es sind die kleinen, unspektakulären Dinge, die den Menschen weiterbringen und ihn demütig machen. Die Essenz ist geeignet für Menschen, deren Denken starr geworden ist, wodurch sich das Herzchakra verschließt und leichtere Atemprobleme entstehen können.

Die *Waldfee Essenz* unterstützt die Kommunikation in der Gruppe, wenn z. B. in der Familie oder in der Gruppe ein produktives Gespräch geführt werden soll. Sie erdet und gibt eine gemeinsame Basis, auf deren Grundlage sich Verständigungsschwierigkeiten leichter auflösen lassen. Wenn

die Kommunikation untereinander blockiert ist, fangen die Konditionierungen an zu greifen.
Die Essenz kann helfen, äußere Konditionierungen aufzulösen, um wieder zu lernen, im eigenen Rhythmus zu leben, im Einklang mit der Natur. Die Auflösung von äußeren Konditionierungen geht einher mit dem Bedürfnis, sowohl im Inneren als auch im Äußeren aufzuräumen. Sie gibt Menschen die Kraft, sich von alten Sachen, die jahrelang aufgehoben wurden, zu trennen, sich von dem zu trennen, was seine Aufgabe erfüllt hat. Das Wegwerfen alten Gerümpels fällt leicht und Energien für etwas Neues werden frei, damit man sich, im übertragenen Sinne, aus dem Vermoderungsprozess des Waldes befreien kann.
Ohne bestimmte Erwartungen sind wir frei und offen für die Kommunikation mit der Natur, Mutter Erde und mit unserem Körper.

Seelische Anwendungsbereiche

- Hilft, sich von einengenden Konditionierungen zu befreien, und fördert die Kommunikation in Gruppen
- Fördert Fröhlichkeit, Spaß, Spiel
- Fördert Aufräum- und Entrümpelungsaktionen
- Für Messies

Anwendung und Dosierung

- Zur Förderung der Kommunikation etc. genügen meist 1–2 Tropfen oder im Raum die Essenz *Rad des Lebens* als *Spray* versprühen.
- Bei Schmerzen 2 Tropfen öfters einnehmen und die Salbe auf die schmerzende Stelle auftragen, z. B. auf die Wange bei vereiterten Zähnen.
- Bei Rückenbeschwerden, Morbus Bechterew und Querschnittlähmung ist ein Bad mit der *Waldfee Essenz* empfehlenswert. Eine Pipette der Essenz wird auf ein Vollbad gegeben.

Kombinationsessenzen

Folgt gut nach der *Wurzelchakra Essenz* und *Magnetischen Essenz*, besonders bei Nackenschmerzen und Lähmungen, die von der Wirbelsäule ausgehen.

Bei impfbedingten Lähmungen, besonders nach der Polio Impfung ist die Waldfee Essenz in Kombination mit der Moorfee Essenz einzusetzen.

Affirmation

„Ich bin frei von Konditionierungen!"

20. Jacumbofee Essenz

Eriogonum pyrolifolium

Hauptchakra

Herzchakra

Leitthema

Zusammenfügen von Brüchen

Eine positive Wirkung konnte beobachtet werden bei allen Arten von Brüchen. Frische Knochenbrüche verheilten in nur 16 Tagen, selbst bei älteren Menschen. Normalerweise braucht ein Knochen etwa drei bis sechs Wochen, um wieder zusammenzuwachsen. Auch ältere Knochenbrüche, die schlecht verheilt sind und jahrelang Beschwerden verursachen, können noch auf der feinstofflichen Ebene gerichtet werden, so dass die Schmerzen verschwinden. Es spielt dabei keine Rolle, wie lange der Bruch zurückliegt.

Dasselbe gilt auch für operierte Leistenbrüche und solche, bei denen sich bei der Verheilung Komplikationen eingestellt haben, wie beispielsweise ein Taubheitsgefühl um die Narbe. Auch bei Taubheitsgefühl durch Abquetschen von Gewebe infolge eines Unfalls hat die *Jacumbofee Es-*

senz die normale Sensibilität der Haut wiederhergestellt. Durch eine Leistenbruchoperation wird die Ursache der Gewebeschwäche nicht behoben, sondern verstärkt. Die Folgen können schlechte Wundheilung, Entzündungen, Bildung von schmerzhaften Knoten und Schwellungen sein. Deshalb sollte die Essenz auch Jahre nach einer Leistenbruchoperation noch eingesetzt werden.

Taubheit in den Füßen

Einer Frau fuhr vor drei Jahren auf unglückliche Weise ein Auto über ihre Vorderfüße und blieb dort stehen. Durch die enorme Belastung wurden Nerven abgequetscht und der Fuß wurde taub. Innerhalb weniger Minuten nach der Einnahme eines Tropfens der Jacumbofee Essenz *(auf einem Chakrablüten Seminar) verspürte sie wieder Gefühl in den Füßen. Nach wenigen Wochen waren sie vollständig wiederhergestellt.*

Knochenbruch

Ein 6-jähriger Junge hatte sich den Arm gebrochen. Einen Tag danach konnte mit der Einnahme der Jacumbofee Essenz *begonnen werden, wodurch sich die Schmerzen so gut wie auflösten. Nach einer Woche war der Bruch bis auf ein Grad zusammengewachsen. Der Gips konnte bereits nach drei Wochen entfernt werden.*

Körperliche Zustände

- Knochenbruch
- Haarrisse im Knochen
- Leistenbruch
- Hodenbruch
- Nabelbruch
- Bauchmuskelbruch nach Schwangerschaft
- Divertikel (Ausstülpung des Darmes)
- Rückbildung des Kieferknochens
- Festigung der Zähne
- Wirbelsäulenbeschwerden, Gefühl wie durchgebrochen
- Wirbeleinbrüche

Die geistige Wirkung

Diese Essenz verlangt unsere höchste Ehrerbietung und Demut, denn sie aktiviert in uns die Kraft, Gewebe wieder zusammenzufügen, das zerbrochen oder geteilt wurde. Es besteht dabei ein großer Wunsch, wieder ganz zu werden. Der Mensch fühlt sich innerlich wie abgebrochen von seinem wahren Selbst. Er hat sehr hohe Ansprüche an sich und möchte immer alles hundertprozentig richtig machen, um den anderen zu gefallen. So erfüllt er mehr als genug die Erwartungen der anderen, jedenfalls das, was er sich darunter vorstellt, ist aber trotzdem mit sich im höchsten Grade unzufrieden. Er fühlt sich wie getrennt von seiner besseren Hälfte in sich, seinem höheren Selbst. So jagt er einer Idealvorstellung von sich selbst hinterher, wodurch er sich zu wichtig nimmt und seinen Schöpfer dabei vergisst. Wie kann er aber ohne Ehrfurcht und Demut existieren? Der Bruch im Körperlichen ist nur eine Folge des inneren Bruchs, des Falls aus der Einheit.

Seelische Anwendungsbereiche

- Bei gebrochenem Herzen
- Wenn Beziehungen in die Brüche gehen
- Bei einem Bruch, Umbruch im Leben
- Bei einem Bruch mit Gott aufgrund eines nicht verwundenen Schicksalsschlags
- Für Menschen, die alles „ganz richtig" machen wollen

Anwendung und Dosierung

Bei Brüchen die Salbe auftragen und innerlich 2 Tropfen einnehmen, wiederholen, sobald die Wirkung nachlässt.

(>) Folge- und (+) Kombinationsessenzen

- Frische Knochenbrüche
  + mit der *Balsam Essenz* wegen der Schmerzen
- Haarriß im Knochen
  + *Kniechakra Essenz*
- Divertikel
  + *Leberchakra Essenz* + *Wurzelchakra Essenz*
- Rückbildung des Kieferknochens
  + *Zellessenz* + *Wurzelchakra Essenz*
  morgens damit Ölspülungen machen
- Lockere Zähne
  + *Wurzelchakra Essenz*
  > *Hüter der kosmischen Wahrheit* > *Zellessenz*

Affirmation

„Füge zusammen, was getrennt wurde!“

21. Balsam Essenz

Moorsteinbrech, Rotviolette Distel,
Kohllauch, Blauroter Steinsame

Hauptzentrum

Schmerzzentrum

Leitthema

Schmerzstillend, Trostspender

Diese Essenz ist die machtvollste von allen Chakrablüten Essenzen, um unerträgliche Schmerzen zu nehmen, die vom Erkrankten völlig Besitz ergreifen. Nach Einnahme der Essenz kann sich das Empfinden einstellen, als würde der Schmerz förmlich aus dem Körper herausgesaugt.

Bei Schuppenflechte (Psoriasis) hat sie in manchen Fällen zusammen mit einer Impfstoffdetoxifikation eine Linderung gebracht.

Speziell bei den sehr schmerzhaften Rippenbrüchen, wenn die *Jacumbofee Essenz* den Menschen für die ersten Nächte nicht schmerzfrei halten kann, sind die *Balsam Essenz* und die *Leberchakra Essenz* wichtig, um die Schmerzen zu nehmen. Sie heilen aber nicht den Bruch. Dies geschieht durch die *Jacumbofee Essenz* oder homöopathische Mittel.

Körperliche Zustände

- Wahnsinnigwerden vor Schmerzen
- Schuppenflechte

Die geistige Wirkung

Die *Balsam Essenz* schützt vor negativer geistiger Beeinflussung, Manipulation und schlechten Gewohnheiten. Sie ist hilfreich, wenn sich das Ego in den Vordergrund drängt und zu egoistischen oder egozentrischen Handlungen treibt. Dies kann dazu führen, dass man aus seinem selbst geschaffenen Gedankenkarussell nicht mehr aussteigen kann. Alles dreht sich so schnell, und die Angst, von diesem Karussell abzuspringen, wird immer größer. Mit der Essenz verlieren die quälenden Gedanken ihre Gewalt. Die Essenz schärft die Sinne und führt zu einer Konzentration auf höchster Ebene, die auch bei starken körperlichen und psychischen Herausforderungen nicht beeinträchtigt werden kann. Sie hilft einem, den Egoismus aufzugeben und Gottvertrauen zu entwickeln.

Gleichermaßen gibt sie einen Schutz vor aussaugenden Kräften oder Menschen, die wir irgendwann in unserem Leben zugelassen haben und die uns nun unter Kontrolle halten. Sie haben sich durch Lob und Schmeicheleien in unser Leben einschleichen können und nutzen diesen privilegierten Status gnadenlos aus. Die *Balsam Essenz* schützt sowohl vor Manipulationen durch Egozentriker, denen jedes Mittel recht ist, um andere Menschen auszubeuten und für ihre eigenen Interessen zu benutzen, als auch vor Furcht einflößenden Naturgewalten wie Unwetter, Gewitter.

Die *Balsam Essenz* fordert uns auf, aktiv zu werden, uns nicht mehr ausbeuten zu lassen und aus der Opferrolle auszusteigen, indem wir aktiv um Schutz rufen.
Es kann sich nur dann in unserem Leben etwas ändern, wenn wir die bestehenden Umstände zuerst einmal wahrnehmen und akzeptieren. Wenn wir mit dieser geistigen Einstellung um Schutz bitten, können wir das, was uns quasi besetzt, sofort loslassen, und es folgt die befreiende Entspannung.

Seelische Anwendungsbereiche

- Trostspender, schmerzstillend, wie Balsam
- Schutz und Loslassen, Akzeptanz und Schnelligkeit
- Hält das Gedankenkarussell an
- Schutz vor Manipulation durch Energie aussaugende Menschen
- Schutz vor Blendern, energetischen Übergriffen
- Führt aus der Opferhaltung heraus
- Geistiger Schutz in Katastrophen
- Hilft abzuschalten, wenn man überdreht ist

- Endzeitstimmung
- Schutz für feinfühlige Menschen vor negativer Beeinflussung

Anwendung und Dosierung

Bei heftigen Schmerzen alle paar Minuten wiederholen. Bei Zahnschmerzen die Essenz mit Wasser oder Öl längere Zeit im Mund einwirken lassen.

(>) Folge- und (+) Kombinationsessenzen

- Schutz vor negativen Beeinflussungen, Übergriffen, manipulativen Übergriffen, Fremdbesetzungen
  > *Rad des Lebens* > *Tierchakra Essenz*
- Bei sehr starken Schmerzen
  + *Leberchakra Essenz*
- Zahnschmerzen
  + *Leberchakra Essenz* + *Zellessenz*

Affirmation

„Befreie uns von unseren Begrenzungen!"

22. Schutz Essenz

Fuchsie – Fuchsia

Hauptchakren

Wurzel- und Herzchakra

Leitthema

Spiritueller Schutz – stärkt die Basis, um weiter zu gehen. Die Essenz hilft bei Gelenkbeschwerden der Füße, Fußbeschwerden beim Gehen auch nach Verletzungen, Verrenkung der Fußgelenke oder bei Lähmungen der Beine nach einem Schlaganfall.

Sie kann ebenfalls bei einem Beckenschiefstand, der das Weitergehen erschwert, von Nutzen sein.

Sie verleiht Menschen mit Fußbeschwerden den nötigen Schutz, um vorwärts zu gehen. Ein mangelnder Schutz kann einem das Gefühl geben, die Nerven lägen bloß. Es kann auch leichter zu Nervenverletzungen kommen.

Körperliche Zustände

- Fußbeschwerden beim Gehen, auch nach Verletzungen
- Lähmungen der Beine nach einem Schlaganfall
- Bei Querschnittslähmungen und Nervenverletzungen
- Beckenschiefstand z. B. durch Unfall, Impfungen ins Gesäß etc.
- Torticollis – Schiefhals

Die geistige Wirkung

Die Essenz erdet uns und gibt uns die Kraft, auch unter erschwerten körperlichen Bedingungen vorwärts zu gehen oder einen Neubeginn zu wagen. Manchmal kann der Widerstand im Leben so überwältigend sein, dass es tatsächlich zu einer Verletzung kommt, die das Vorangehen anscheinend unmöglich macht. Jetzt ist der Moment gekommen, um eine bewusste Entscheidung zu fällen: weiterhin sich weigern oder erneut ins Leben treten. Die *Schutz Essenz* hilft Menschen, die in ihrer persönlichen oder beruflichen Entwicklung stagnieren und dadurch leiden. Vielleicht sind sie alt und gehbehindert geworden oder führen als junger, möglicherweise arbeitsloser Mensch bereits ein Rentnerdasein und glauben, für sie gäbe es kein Weitergehen mehr.

Die Essenz verleiht einen geistigen Schutz, besonders sehr empfindsamen Menschen, die zu viel wahrnehmen. Es ist ein feiner ätherischer Schutz und gleichzeitig ein sehr mächtiger, als ob man vom Mantel der Mutter Maria umhüllt wird, von der göttlichen Liebe, vom Himmel selbst. Sie öffnet das Bewusstsein für die allumfassende Liebe und gleicht die männliche und weibliche Energie aus. Das Mitgefühl erwacht und erfüllt uns dadurch mit innerer Freude. Sie kann uns eine Ahnung von der allmächtigen kosmischen Liebe vermitteln, die gleichzeitig als Schutz für unseren Körper und die Aura wirkt. Die Liebe ist die Energie, die alles zusammenhält, die den ganzen Kosmos zusammenhält.

Wer sich geliebt und beschützt fühlt, fühlt sich stark, selbstsicher und wertvoll. Man hat das Gefühl, als ob es einem an nichts mangelt, als ob man das Paradies auf Erden hätte. Auf diese Weise hat die Essenz Menschen in vielerlei Hinsicht gestärkt, ihnen z. B. sogar zu einem besseren Schriftbild verholfen und weniger Flüchtigkeitsfehlern.

Sie kann daher auch eine wichtige Essenz für Künstler sein, die durch ihre Liebe zur Feinheit eine große Wirkung erzielen.

Es ist gut, eine Chakrablüten Essenzen Heilsitzung mit dieser Essenz abzurunden, um Patienten, die sich zu sensibel fühlen, zu schützen.

Seelische Anwendungsbereiche
bzw. positive seelische Auswirkungen

- Menschen, denen es an genügendem Schutz fehlt, um vorwärts zu gehen
- Öffnet kosmisches Bewusstsein für die Liebe
- Kann helfen, das Ego aufzulösen
- Gleicht männliche und weibliche Energie aus
- Erdet
- Aktiviert die eigene Lichtquelle

Anwendung und Dosierung

Bei akuten Fußbeschwerden mindestens 3x täglich 2 Tropfen einnehmen und den Fuß mit der Salbe eincremen.

(>) Folge- und (+) Kombinationsessenzen

- Folgt gut nach *Pfad des Herzens* bei einem Neubeginn
- Schlaganfall

  \+ *Juwel der Essenzen* > *Pfad des Herzens*
  \> *Waldfee Essenz* > *Zellessenz*
- Übergriffe

  \> *Balsam* > *Tierchakra Essenz*

Affirmation

„Geschützt vorwärts schreiten!"

23. Elektrosmog Schutzessenz

Moorsteinbrech, Yucca, weiße Seerose

Hauptzentrum

Aura

Leitthema

Schutz vor Elektrosmog und Strahlenbelastung durch schnurlose Telefone (DECT-Telefone), Handys, Hochspannungsleitungen, Satellitenantennen, Computertomographie, Wehenschreiber, Elektrogeräte (auch zur Diagnose) und anderes.
Für Menschen und Tiere, die in der Nähe von Hochspannungsleitungen oder Mobilfunkmasten leben, für Elektrosensible sowie für Personen, die übermäßig viele Elektrogeräte im Haus haben.

Die *Elektrosmog Schutzessenz* schützt die feinstoffliche Hülle um den Menschen, Aura genannt. Bei Löchern oder anderen Beschädigungen der Aura, z. B. durch Schock oder Verletzungen, können elektromagnetische Strahlen den Organismus leichter schädigen. Diese Essenz ist für Menschen interessant, die keinen Schutz vor Elektrizität in sich aufbauen können und dieser starken Frequenz schutzlos ausgeliefert sind.

Elektrizität ist eine Naturerscheinung. Elektrische Wellen dienen der Nachrichtenübermittlung durch Radio, Funk, Fernsehen und Telefon. Alle Materie enthält Elektrizität. In Verbindung mit Metall erhöht sich der Strom der Elektrizität.

Menschen, die auf Elektrizität sensibel reagieren, sollten keinen Metallschmuck tragen, keine Metallfüllungen in den Zähnen haben, sich von Impfstoffen mit Metallanteilen (Quecksilber) fernhalten und sich besonders nachts nicht mit Elektrogeräten umgeben. Je nach Konstitution reagieren die Elektrosmog-Sensiblen mit einer Verstärkung ihrer eigenen Schwächen auf Elektrizität.

Diese Essenz schützt Leber, Milz und Dünndarm vor Elektrosmog.

Zu stark das Nervensystem belastende Elektrogeräte, wie z. B. schnurlose DECT-Telefone, sollten bei Elektrosmog-Hypersensibilität aus dem Haus entfernt oder zumindest nachts ausgeschaltet werden, bis ein Ersatz beschafft ist. Allein durch diese Maßnahme können chronische nächtliche Schmerzen verschwinden, wenn das Telefon die auslösende Ursache war.

In erster Linie sind die Nerven belastet. Je besser die Nerven sich mit einem Schutzmantel umgeben können, desto zielgerichteter können die Informationen von einem Organ zum anderen fließen. Ansonsten verliert der Mensch sehr viel Energie. Dies macht sich durch Leistungsschwäche, große Müdigkeit und schnelle Erschöpfung bei körperlicher Anstrengung bemerkbar. Es kann auch zu großer Hitzeentwicklung, Hitzewallungen oder starkem Schwitzen kommen. Oft kommt es auch zu Kopfschmerzen, manchmal mit Übelkeit.

Menschen, die sensibel auf Elektrosmog reagieren, tut oftmals Wind oder ein Aufenthalt am Meer sehr gut. Die Essenz kann einem das Gefühl verleihen, als ob ein feiner Wind durch den Kopf und den ganzen Körper wehen würde, der die Turbulenzen in den Nervenbahnen sanft auflöst, vergleichbar mit einer frischen Meeresbrise in einem heißen Klima.

Bei Elektrosmog-Sensiblen können nächtliche Gliederschmerzen allein durch das Ausschalten der störenden DECT-Telefone oder anderer Elektrogeräte verschwinden. Auch an Elektrogeräte, die dauernd laufen, wie z. B. die Heizung im Keller, sollte gedacht werden. Möglichst sollte darüber kein Schlafplatz gewählt werden.

Durch Nebel kann sich die Elektrosmog-Belastung verstärken.

Langwierige Erkältung

Bei einer schon seit Längerem bestehenden Erkältung halfen die angezeigten Essenzen nicht, und es meldete sich schon ein leichter Zweifel bei der Betroffenen, ob ihr mit den Essenzen überhaupt zu helfen sei. Weder der Kelch des Lebens *noch das* Juwel der Essenzen *noch andere angezeigte Essenzen hatten die Situation zu ihrer Zufriedenheit verbessert. Erst die* Elektrosmog Schutz Essenz *brachte den erwarteten Erfolg, und zwar sofort! Im Keller der Frau stand eine Aquariumanlage, wodurch es zu der Belastung mit Elektrizität kam.*

Körperliche Zustände

- Kopfschmerzen, Migräne
- Schwindel
- Tinnitus, Ohrensausen
- Schmerzen in Oberkiefer und Zähnen
- Große Geräuschempfindlichkeit
- Herzzittern
- Übelkeit
- Muskelverspannungen und -schmerzen
- Erkältungsanfälligkeit und langwierige Infekte
- Schlaflosigkeit oder Schlafsucht, Müdigkeit
- Nächtliche Gliederschmerzen

Die geistige Wirkung

Aufbau eines „Schutzschildes“ um den Menschen, der keine belastenden Strahlen hindurch lässt.

Diese Essenz kann uns helfen, aus der Verzerrung raus-

zukommen, die entsteht, wenn unsere Nerven schutzlos dem Elektrosmog ausgesetzt sind.
Viele Menschen sind sich dieser Gefährdung gar nicht richtig bewusst, besonders Kinder mit Konzentrations- und Aufmerksamkeitsstörungen sind häufig betroffen, ohne dass es die Eltern bemerken.

Diese Menschen haben die Neigung, alles sehr hastig zu machen, sie sind unruhig und fahrig. Mit der Essenz werden sie geerdet und gehen alles ruhiger an.

Seelische Anwendungsbereiche

- Nervosität, Überdrehtheit, Schlafstörungen
- Nicht abschalten können, nicht klar denken können
- Depressionen
- Müdigkeit
- Antriebsschwäche oder Getriebensein etc.
- Wirre Gedanken
- Konzentrationsstörungen
- Schulschwierigkeiten
- ADHS

Anwendung und Dosierung

- Elektrosensible sollten die Essenz über einen längeren Zeitraum einnehmen, bis ihnen Elektrizität nichts mehr ausmacht. Je nach Empfinden 1–3 x täglich 1–3 Tropfen einnehmen. Mit der Zeit kann diese Dosis reduziert werden, da sich das Nervensystem umstellt und einen Schutzmantel aufbaut.
- Bei extremer Empfindlichkeit mit der Salbe eincremen und Vollbäder nehmen, in die 1–2 Pipetten der Essenz gegeben werden.

(>) Folge- und (+) Kombinationsessenzen

Sie folgt der *Magnetischen Essenz*, wenn diese nicht ausreichend vor den Nebenwirkungen von Computertomographie und Wehenschreibern schützen kann.
Wenn die gut gewählten Essenzen nicht wirken, weil eine Blockade durch Elektrizität vorliegt, überprüfen, ob die *Elektrosmog Schutzessenz* passen könnte.

Affirmation

„Möge die Technologie ihren Platz finden!"

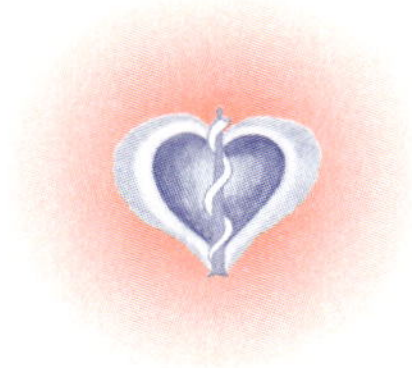

24. Sunrise Essenz

Waldlilie – Trillium ovatum

Hauptchakra

Wurzel- und Kronenchakra

Leitthema

Vergiftung und wellenförmige Beschwerden

Sie gehört zu den Essenzen, die einen breit gefächerten Wirkungsbereich haben.

Durch das charakteristische „wellenförmige“ Auftreten der Beschwerden können wir sie gut von anderen Chakrablüten Essenzen unterscheiden. Bei einer Lebensmittelvergiftung denken wir als Erstes an die *Leberchakra Essenz*, doch wenn diese wenig hilft oder nicht zur Verfügung steht, wird die *Sunrise Essenz* eingesetzt. Hier kommt die große Übelkeit meist in Wellen, aber Erbrechen ist unmöglich. Es kommt zu häufigem Durchfall, Mattigkeit, Frieren und drückenden, wellenförmig auftretenden Kopfschmerzen.

Überall, wo Beschwerden oder Schmerzen wellenförmig auftreten, ist an die *Sunrise Essenz* zu denken, z. B. bei Rheuma, Juckreiz, Neurodermitis, Hitzewallungen oder einer Geburt.

Sie passt auch bei Kontaktallergien mit Insektiziden oder

Chemikalien in Kleidungsstücken wie Färbemitteln etc., die Juckreiz oder einen Hautausschlag auslösen.
Die Essenz wirkt auf den Wasserhaushalt und sorgt für genügende Befeuchtung der Schleimhäute. Der eingeleitete Entgiftungsprozess sollte durch reichliches Wassertrinken unterstützt werden.
Sie ist eine wichtige Essenz bei verdorbenem Magen durch zu viele Süßigkeiten, vor allem wenn die Süßigkeiten mit Chemikalien belastet sind, nicht aus biologischem Anbau stammen oder genmanipulierte Zutaten enthalten. Dies betrifft auch alle anderen Nahrungsmittel, die durch Chemikalien, Pestizide, Kunstdünger etc. verunreinigt sind und ihre lebensspendende Kraft verloren haben.
Alle Essenzen haben ihre eigene Geschichte ihrer Entdeckung, wovon die ersten zwölf in dem Buch „Die Welt der Chakrablüten Essenzen" beschrieben sind. Stellvertretend sei hier ein Teil der Entdeckungsgeschichte der *Sunrise Essenz* wiedergegeben.

Durch Aas verunreinigtes Wasser

Ich befand mich mit meiner Familie auf einer Chakrablüten-Entdeckungsreise in Oregon. Wir wanderten an einem Fluss entlang, das Tal wurde immer enger und so mussten wir zum Schluss über viele übereinander liegende Bäume im Flussbett klettern, bis ich plötzlich wie angewurzelt stehenblieb. Nachdem ich mich an der gewaltigen abenteuerlichen

Fluss- und Baumstammlandschaft, die sich anscheinend noch meilenweit vor uns erstreckte, satt gesehen hatte, kam es mir in den Sinn, auch mal unter mich zu schauen. Da lag ein toter Hirsch, er war vom Wasser aufgequollen und hatte sich hell verfärbt. An seinem Geweih war er aber noch gut als ehemals stattlicher Hirsch zu erkennen. Ich rief meine Familie zu mir, um den grausigen Fund anzuschauen. Unserem Sohn Jakob ging ein Licht auf, warum ihm seit dem Trinken des Flusswassers kurz unterhalb der Stelle, wo der tote Hirsch lag, so übel war. Wir hatten am Tag zuvor die Sunrise Essenz *entdeckt, die wir zufällig bei uns trugen. Ich gab Jakob einen Tropfen davon, worauf es ihm sofort besser ging.*
Nun probierte auch ich von dem Wasser etwas weiter stromabwärts, um alles gewissenhaft zu überprüfen, spuckte allerdings das Wasser gleich wieder aus, so scheußlich schmeckte es. Mein Mund und Magen fühlten sich gar nicht wohl, und so nahm ich auch einen Tropfen der neu entdeckten Sunrise Essenz, *wodurch ich mich wieder gereinigt fühlte.*

Lebensmittelvergiftung

Es kam zu einer Lebensmittelvergiftung durch Hüttenkäse, der schlecht geworden war, weil er zu lange offen im Kühlschrank stand. Die Folgen waren: heftiger, sehr häufiger wässriger Durchfall, große Schwäche, Unwohlsein im Bauch, Mattigkeit, Übelkeit in Wellen, aber ohne Erbrechen. Das wellenartige Auftreten der Symptome wies auf die Sunrise Essenz *hin. Damit wurden die Beschwerden zwar besser, hielten aber noch an. Erst mit zwei Tropfen alle 15 bis 30 Minuten verschwanden die Beschwerden langsam.*

Körperliche Zustände

- Vergiftungen, besonders durch Schwermetalle
- Wellenförmig auftretende Beschwerden: Migräne, Kopfschmerzen, Ischias, Rheuma, Juckreiz, Neurodermitis, Hitzewallungen, Wehen
- Wandernde Schmerzen
- Kontaktallergie durch mit Chemikalien belastete Kleidung
- Vergiftetes Wasser
- Verdorbener Magen

Die geistige Wirkung

Die *Sunrise Essenz* ist hilfreich beim Entgiften von Körper und Geist und macht dadurch den Kopf wieder klar. Durch ihre umwandelnde und transformierende Kraft vermag sie den Stoffwechsel zu aktivieren, wodurch sie einem nach einer überstandenen schweren Vergiftung oder Krankheit das Gefühl gibt, wie Phönix aus der Asche zu steigen. Die Essenz hat eine große reinigende Wirkung auf das Gemüt und ist hilfreich für Menschen, denen unsere Umwelt am

Herzen liegt und die sie schützen wollen. Sie setzt umwandelnde und transformierende Kräfte in Bewegung.

Seelische Anwendungsbereiche bzw. positive seelische Auswirkungen

- Hilfreich für Umweltschützer
- Transformation
- Sterbeprozess
- Selbsterkenntnis
- Öffnet den Blick nach innen

Anwendung und Dosierung

Bei akuter Vergiftung alle 10 Minuten 3 Tropfen einnehmen.

(>) Folge- und (+) Kombinationsessenzen

- Stirnkopfweh
  > *Juwel der Essenzen*
- Vergiftung
  > *Leberchakra Essenz*

Affirmation

„Erkenne dich und nehme dich an!"

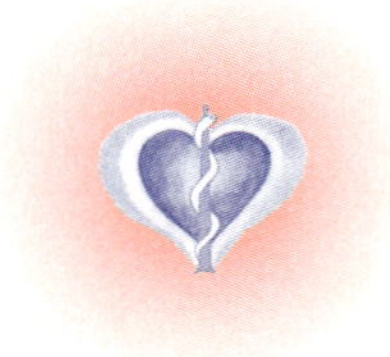

25. Tränendes Herz

Tränendes Herz – Dicentra

Hauptchakra

Herzchakra

Leitthema

Diese Essenz ist hilfreich bei großer Trauer, die auf die Nieren schlägt und sich durch eine Schwellung der Unterlider bemerkbar macht. Diese Tränensäcke beinhalten ungeweinte Tränen. Der Name dieser Essenz sagt im Grunde alles Wichtige aus. Bei Heuschnupfen, der sich auf die Augen auswirkt, ist sie häufig nach dem *Juwel der Essenzen* hilfreich.

Körperliche Zustände

- Herzbeschwerden
- Notfallessenz bei akuten Herzbeschwerden
- Herzrhythmusstörungen
- Augentränen
- Fließschnupfen mit viel Niesen
- Unterlidödeme (Tränensäcke)
  – als Hinweis auf eine Nierenschwäche
- Heuschnupfen mit tränenden Augen

Die geistige Wirkung

Sie hat auch bei tränenden Augen eine gute Wirkung gezeigt, ohne dass Depressionen vorhanden waren. Analog könnte sie manchen Hunderassen helfen, die durch qualvolle Züchtungen ein trauriges, gequältes Aussehen erhalten haben – tränende Augen, hängende Ohren – ein sichtbares Zeichen für das Leid der Seele. Nach dem homöopathischen Ähnlichkeitsgesetz könnte es Menschen nach Einnahme der Essenz besser gehen, die sich in ähnlicher Weise gequält fühlen und solche Hunde als Begleiter auswählen. Doch wie sehr leidet die Seele des so von seiner wahren Natur entfremdeten Tieres? Ähnlich leidet das Pflanzenreich durch Genmanipulation und schlechte Behandlung. Diese Essenz wurde an einem Karfreitag zum ersten Mal der Öffentlichkeit vorgestellt. Es geht um die Auflösung des Missbrauchs dessen, was der Auftrag des Menschen war und ist. Sie hilft den Menschen, die es nicht ertragen können, wie herzlos die Menschheit mit der Natur, den Tieren und Pflanzen und ihrer eigenen Gattung umgeht. Dies kann sie in tiefste Traurigkeit stürzen und sie so hoffnungslos machen, dass sie am liebsten ihrem Leben ein Ende bereiten würden. Sie sehen keinen Ausweg aus einer Situation und fühlen sich wie von einer fremden Macht besetzt. Die Essenz hat bei hochakuten dramatischen Depressionen mit viel Weinen und bei endogener Traurigkeit gutgetan.

Gerade die Naturgeister leiden sehr unter dem herzlosen Umgang mit der Natur, mit der Erde, die uns nährt. Sie wünschen sich einen Kontakt zu uns und würden nur allzu gerne mehr mit uns kommunizieren. Die Essenz fördert eine Beziehung zu den Naturgeistern und die Liebe zur Schöpfung.

Das *Tränende Herz* möchte denjenigen, die schon bereit zum Absprung auf der Brücke stehen, helfen, wieder ins Leben zu treten. Der Mensch meint, die schmerzhafte Traurigkeit nicht aushalten zu können, wenn er z. B. einen geliebten Menschen verliert. Er möchte ihm folgen, oder er fühlt sich maßlos enttäuscht von einem über alles geliebten Menschen. Das *Tränende Herz* hilft, die eigene Vorstellung loszulassen, denn erst dann kann die Hilfe kommen, die wirklich gebraucht wird. Depressive Menschen haben hohe Erwartungen an die Umwelt. Diesen Menschen könnte das Wasserelement guttun: eine kalte Dusche oder ein Bad in einem Gebirgsbach.

Die Essenz ist hilfreich für Menschen, die in einer Situation leben, mit der sie nicht zurechtkommen, z. B. im Umfeld von diktatorischen Menschen. Gott ist Liebe! Gott ist Erbarmen und er will, dass wir von allem Kummer befreit werden.

Seelische Anwendungsbereiche

- Es ist einem zum Heulen zumute
- Einsamkeitsgefühl, niemand versteht einen
- Situationen, aus denen es kein Entkommen zu geben scheint
- Lebensüberdruss, Lebensmüdigkeit
- Tiefste Traurigkeit und Hoffnungslosigkeit
- Erstarrung, In-sich-gekehrt-Sein
- Hilft das Herz zu weiten bei schmerzlichen Erlebnissen

(>) Folge- und (+) Kombinationsessenzen

- Das *Tränende Herz* macht das Leid bewusster, das *Lachende Herz* befreit von Leid.
- Lang anhaltende Depressionen
  > *Licht des Herzens* > *Pfad des Herzens*

Affirmation

„Gott ist Liebe!"

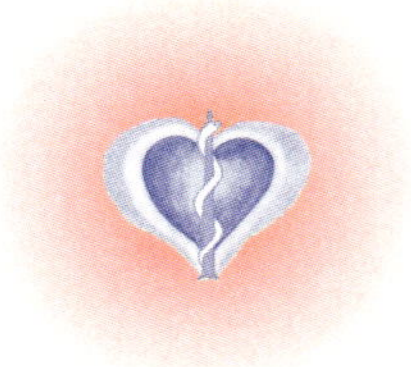

26. Lachendes Herz

Rote Samtrose

Hauptchakra

Herzchakra

Leitthema

Materielle Sorgen und Unerbittlichkeit gegenüber sich selbst

Die Essenz *Lachendes Herz* stoppt die „herunterziehende Spirale“ der fehlgeleiteten Herzensenergie. Wenn diese Energien ungehindert über einen längeren Zeitraum bestehen, können sich Herzrhythmus- und andere Störungen der Herzfunktion bemerkbar machen.

Die geistige Wirkung

Für Menschen, die vor lauter Sorgen, auch um ihre Gesundheit, ihr Lachen verloren haben.

Sie erkennen, dass die Fähigkeit, aus vollem Herzen zu lachen, ein Geschenk der Barmherzigkeit ist. Wer über sich selbst lachen kann, hat sich so akzeptiert, wie er ist. Er ist mit sich im Frieden und kann sich selbst lieben.

Die Essenz ist hilfreich für Menschen, die sich nicht vorstellen können, dass sie selber ihres Glückes Schmied sind. Sie können Schwierigkeiten haben, an sich und ihre Selbstheilungskräfte zu glauben, und vertrauen lieber blindlings dem Äußeren und der materiellen Medizin.

Die Essenz *Lachendes Herz* kann hilfreich sein für Menschen, die sehr an ihrem materiellen Besitz hängen und darüber vergessen haben, dass Gesundheit nicht käuflich ist. Es kann vorkommen, dass sie sich selbst im Krankenbett mehr Sorgen über ihr Hab und Gut machen als über ihren körperlichen Zustand.

Die Essenz ist aus diesem Grund hilfreich für Menschen, die ihr Glück überall suchen, nur nicht dort, wo es am naheliegendsten ist – nämlich zu Hause, bzw. in ihrem eigenen Herzen. Mit der Essenz fällt es ihnen leichter zu erkennen, dass sie der Herr über ihr Heim sind, welches ihr Königreich ist, das sie ganz nach ihren Wünschen wie ein Paradies für sich selbst gestalten können, ohne dass das Geld eine zu große Rolle dabei spielt. Denn das, was sie wirklich glücklich macht, ist eine Gabe der lichten Kräfte, die von oben auf sie einwirken und für welche sie sich mit der Essenz *Lachendes Herz* leichter öffnen können. Sie fühlen sich wie in einem weiten, lachenden Herzen eingebettet und gehalten.

Sorgen und Ängste lösen sich auf, jetzt können diese Menschen aus der Knechtschaft des Geldes und der Materie ausbrechen und frei werden.

Anwendungsbereiche

- Herzklopfen
- Herzstiche
- Chronische Kränkung
- Zu starke freudige Aufregung
- Zu starkes Verhaftetsein an materiellem Besitz

(>) Folge- und (+) Kombinationsessenzen

- Es folgt das *Tränende Herz*, wenn jemand in der Depression stecken bleibt.
- Gut kombinierbar mit der *Princess Flower Essenz* oder folgt ihr, wenn die Sorgen um das Geld sehr viel Platz im Leben einnehmen.

Affirmation

„Gott sei gelobt!“

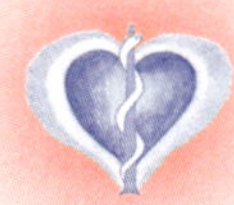

27. Kniechakra Essenz

Brombeere – Rubus fructiosa

Hauptchakra

Kniechakra

Leitthema

Diese Essenz wurde zum ersten Mal bei einem Meniskusanriss angewendet, woraus erkannt wurde, daß sie auf das *Kniechakra* wirkt. Später stellte sich heraus, dass sie grundsätzlich bei Rissen, auch in anderen Geweben, wie Knochen, Sehnen, Knorpeln und Hornhaut, eine zusammenfügende Wirkung hat.

Sie wirkt in erster Linie auf die Knie und hat gute Dienste bei allerlei Beschwerden geleistet – von Abnutzungserscheinungen bis hin zu Meniskusriss.

Bei Kindern in der Pubertät kann es in den Beinen zu Wachstumsproblemen kommen, die sich unter anderem durch Morbus Osgood Schlatter (Schlattermann), eine sehr schmerzhafte Wachstumsstörung am Schienbeinkopf, zeigen. Jungen sind zehnmal häufiger als Mädchen davon betroffen. Indem die *Kniechakra Essenz* hilft, über sich selbst hinauszuwachsen, leistet sie hier im körperlichen Bereich eine gute Hilfe.

Sie hat auch bei Schultergelenkschmerzen, Prellung der Fingergelenke und Bänderdehnung oder -anriss geholfen.

Körperliche Zustände

Knie
- Knieschmerzen
- Einschießende Schmerzen im Knie
- Meniskusanriss
- Morbus Osgood Schlatter (Schlattermann)

Andere Gelenke
- Schlottergelenke, ausgekugelte Gelenke
- Schultergelenkschmerzen beim Bewegen des Armes nach hinten oder oben infolge Arthrose
- Prellung oder Überdehnung der Fingergelenke mit Schwellung
- Bänderdehnung und -riss
- Unruhige Beine, Restless-legs-Syndrom

Risse, Rhagaden
- Afterschrunden
- Blutende Hämorrhoiden
- Eingerissene Fingerkuppen oder Ferse
- Muskelfaserriss, Geweberisse durch Schwangerschaft
- Mundwinkelrhagaden

Die geistige Wirkung

Die Essenz ist hilfreich, wenn man sich durch alte Traumen beklemmt fühlt. Sie hilft loszulassen und gibt Demut und Stabilität. In ihr liegt eine dirigierende, zuweisende Kraft, die für Ordnung und Struktur sorgt.
Depressive oder aggressive Menschen sehen endlich wieder Licht, können loslassen und frei sein.
Die Essenz hilft einem dabei, innere und äußere Widerstände zu überwinden, und gibt einem das Gefühl, über sich und die eigenen Begrenzungen hinauswachsen zu können, wenn man sich in die höhere Führung einordnet.

Seelische Anwendungsbereiche

- Gefühl, nicht weiter wachsen zu können
- Beklemmung durch alte Traumen
- Festhalten an alten Sachen
- Festgefahrene Denkmuster

(>) Folge- und (+) Kombinationsessenzen

Die *Straffungssalbe* enthält die *Kniechakra Essenz* und die *Zellessenz* und wird an Stellen eingesetzt, wo das Gewebe gestrafft oder aber geweitet werden soll: vor der Geburt, um einem Dammriss vorzubeugen, oder danach bei Bindegewebsrissen der Bauchhaut. Auch als pflegende Gesichtscreme eignet sie sich vorzüglich bei faltiger Haut.

- Verrenkungen der Wirbelsäule
  > *Magnetische Essenz*
- Achillessehnenriss
  > *Princess Flower Essenz* > *Wiege des Herzens*
- Gelenkverletzung
  + *Princess Flower Essenz* > *Wiege des Herzens*
  > *Jacumbofee Essenz* > *Schutz Essenz*
- Knieverletzung, offene Wunden, Schürfwunden
  > *Zellessenz*

Kniechakra Essenz

Affirmation

„Ich wachse über mich selbst hinaus!"

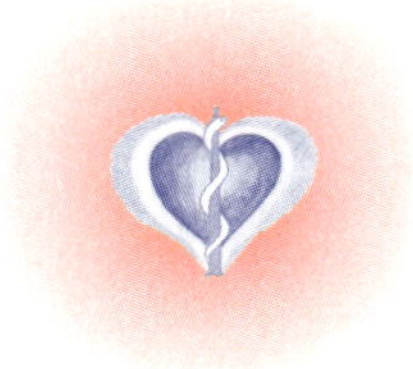

28. Little Helper Essenz

Kleine Helfer

Liguster – Ligustrum vulgare

Hauptzentrum

Vegetatives Nervensystem

Leitthema

Kleine Helfer in der Not, in einer psychischen Notfallsituation. Die Essenz wirkt vor allem auf die Psyche und ist hilfreich für Menschen, die sich in einer akuten seelischen Notsituation befinden und Angst haben, den Verstand zu verlieren, weil ihnen alles zu viel wird und über den Kopf wächst. Sie fühlen, wie sie regelrecht von dieser Irrsinnsenergie befallen werden, wie bei einem Erdbeben, das aber nur im Gemüt eine akute persönliche Krise auslöst. Für diesen fast an Wahnsinn grenzenden Zustand ist die Essenz *Little Helper* da. Sie hat schon vielen Menschen geholfen, die durch die Umstände in einen überreizten Zustand geraten sind, z. B. durch zu viele Menschen und Eindrücke. Dieser gereizte Zustand macht sie unfähig, mit einfachen Sachen zurechtzukommen, und es entsteht große Angst, sich selbst zu verlieren. Das Herz gerät gleichzeitig in große Aufruhr.

In dieser Situation könnte es den Betroffenen helfen, laut ihren Namen zu sprechen und sich so zu vergewissern, dass es sie noch gibt. Dies bewahrt sie vor der gefürchteten Bewusstseinsspaltung, z. B. Schizophrenie.
Die Essenz fordert uns auf, niemals, egal in welcher Situation, den Mut zu verlieren und die geistige Welt um Hilfe zu bitten. Kleine Helfer und Engel sind immer für uns da, wenn wir sie rufen.

Verzweiflung vor Mathearbeit

Ein 15-jähriges Mädchen war am Vorabend einer Mathearbeit total verzweifelt. Sie hatte sich mal wieder viel zu spät darauf vorbereitet, den Stoff des ganzen Jahres durchzuarbeiten, und sagte: „Ich werde gleich wahnsinnig, ich geh' morgen nicht zur Schule, das pack' ich nicht!", und fing fast zu weinen an. Die Mutter gab ihr die Little Helper Essenz. *Nach ca. zehn Minuten setzte sich das Mädchen ganz ruhig hin und fing an, alle ihre Unterlagen noch einmal systematisch durchzusehen. Sie bat die Mutter dann, ihre Erfahrungen mit der Essenz ins Chakrablüten Essenzen Forum zu schreiben, denn: „Das hilft ja wirklich!"*

Depressive Gedankenspiralen

„Diese Essenz hat mir unmittelbar geholfen, aus meinen Gedankenspiralen und depressiven Verstimmungen herauszukommen, die mich seit Monaten quälen. Ich fühle mich

deutlich im Hier und Jetzt und habe einen inneren Frieden und Freude für das, was gerade da ist. Bin nicht mehr so verhaftet in der Vergangenheit. Und auch nicht mehr so abhängig von äußeren Begebenheiten – das „ich brauche dies und jenes, um glücklich zu sein" ist einer inneren Freude gewichen. Außerdem bin ich viel strukturierter geworden und habe innerhalb von zwei Tagen angefangen, meine Wohnung aufzuräumen, meinen Papierkram zu ordnen etc. Die innere Ruhe und Gelassenheit sind auch schön, ich habe das Gefühl, mich bringt nichts mehr so schnell aus der Ruhe. Für mich ist die Essenz ein Segen. Beeindruckend!" (Kristin K.)

Anwendungsbereiche

- Angst verrückt zu werden, Angst zu versagen
- Neurosen
- Panikattacken
- Psychosen
- Hilfreich, um Ordnung zu schaffen und zu putzen

Affirmation

„Kleine Helfer, seid gesegnet!"

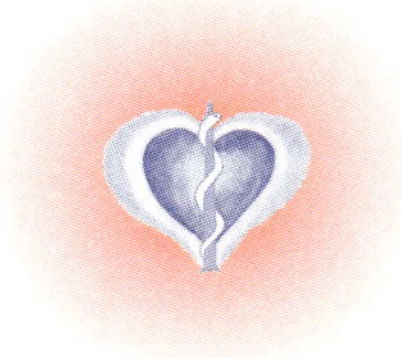

29. Ball of Light

Lichtkugel

Immergrüne Strauchmispel – Cotoneaster

Hauptchakra

Stirnchakra

Leitthema

Es ist ein Druck auf den Kopf vorhanden, der große Angst auslösen kann, dass einen sehr plötzlich schwere psychische oder körperliche Krankheiten heimsuchen könnten. Dieser Druck setzt sich durch den ganzen Körper über den Verdauungstrakt bis zum After fort.

Die geistige Wirkung

Die Wirkung der Essenz setzt sehr schnell ein. Dadurch ist sie sehr hilfreich in Schreckmomenten oder bei lang anhaltenden Folgen von Schockerlebnissen, z. B. durch den überraschenden Tod eines nahestehenden Menschen infolge einer plötzlich einsetzenden tödlichen Krankheit. Aufgrund dieser Erfahrung hat der Mensch das Gefühl, am Rande eines bodenlosen Abgrundes zu stehen, in den auch er jederzeit stürzen könnte. Er befindet sich ständig in einer Alarmsituation. So wird ihm alles schnell zu viel, er meint, seinen Alltag nicht mehr bewältigen zu können. Die Angst breitet sich vor allem vom Magen her im ganzen Verdauungstrakt und im Kopf aus. Dieser Mensch lebt nur noch in Angst und Schrecken vor der Krankheit, kann sein Leben nicht mehr genießen und macht es sich durch seine Angst selbst zur Hölle. Aufgrund seiner hohen Sensibilität fühlt er sich leicht durch andere unter Druck gesetzt. Mit der Essenz kann er sich besser schützen.

Die Essenz *Ball of Light* ist auch sehr hilfreich für unruhige und eigensinnige Kinder, um den eigenen Rhythmus zu finden. Sie können keine Minute ruhig sitzen und sich deshalb auch nicht in den Rhythmus des Klassen- oder Familienverbandes einordnen. Meist sind sie sehr offen und nehmen mehr wahr als andere. Durch ihren Eigensinn neigen sie dazu, sich leicht zu verletzen. Für ihre extreme Sensitivität sind sie nicht genügend geerdet.

Ball of Light ist eine ausgezeichnete Essenz für alle Menschen, die ihren biologischen Rhythmus nicht an einen abweichenden Rhythmus anpassen können, z. B. die künstliche Sommerzeit.
Die Essenz hilft besonders kopflastigen Menschen, die zu wenig auf ihr Gefühl vertrauen, sich von Angst und Sorgen zu befreien, die das Herz bedrücken. Häufig emp-

finden sie sich wegen ihrer extremen Feinfühligkeit als Außenseiter. So lernen sie, ihre Talente zu akzeptieren und mit dieser Gabe Frieden zu schließen.

Sehr wertvoll ist sie für sensible Kinder, die Impfungen schlecht vertragen. Dies äußert sich durch Unruhe, Konzentrationsstörungen und Unausgeglichenheit. Sie können nicht mehr adäquat auf Reize, die ihr seelisches oder körperliches Gleichgewicht gefährden, reagieren. Die Folge ist ein ständiges Vor-sich-hin-Kränkeln, ohne akut krank werden zu können, und eine große Unzufriedenheit. Sie klammern sich sehr an die Mutter, weil ihnen das Urvertrauen in die eigenen Selbstheilungskräfte fehlt.

Anwendungsbereiche

- Bei Kopflastigkeit
- Für Menschen, die sich das Leben durch ihre Ängste zur Hölle machen
- Bei Rhythmusstörungen
- Bei Unfähigkeit, sich in eine Gruppe einzuordnen
- Zur Verarbeitung von Schreckmomenten
- Für sehr sensible Kinder, die ihre eigenen Grenzen nicht spüren
- Für Menschen, die ihre Sensibilität und Feinfühligkeit als Bürde empfinden
- Bei Verlust der Kreativität

- Bei Angst, aus der Norm zu fallen, anders als die anderen zu sein
- Bei Verletzungsneigung bei eigensinnigen Kindern
- Bei Konzentrationsstörungen, Unruhe
- ADH und ADHS
- Förderung der Improvisation und Kreativität

(>) Folge- und (+) Kombinationsessenzen

- Unruhe bei Kindern nach Impfungen, besonders BCG, und FSME

  > *Moorfee Essenz* > *Tierchakra Essenz*
- Immunschwäche nach Impfungen

  + *Kelch des Lebens*

Affirmation

„Meine Sorgen gebe ich in Deine Hände, Allerhöchste!"

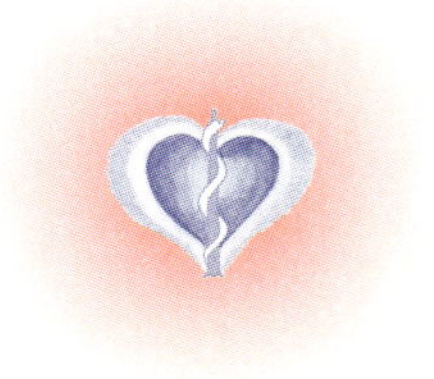

30. Weisheit des Herzens

Hauptchakra
Herzchakra

Leitthema
Verbindung von Herz und Verstand

Die hintersten vier Backenzähne heißen Weisheitszähne. Offensichtlich haben sie wirklich viel mit Weisheit zu tun, denn die Essenz hat bei Schmerzen beim Durchbruch der Weisheitszähne bei zu engem Kiefer geholfen. Die Weisheitszähne zu ziehen ist keine Lösung, denn die Kinder dieser Menschen haben dann meist einen noch engeren Kiefer als ihre Eltern. Wenn dagegen die Weisheit wieder Einzug ins Herz findet, weitet sich der hintere Bereich der Kiefer, und die Weisheitszähne finden ihren Platz im Kiefer. Dies wurde selbst bei Erwachsenen noch beobachtet. Es dauerte ein knappes Jahr, bis die Weisheitszähne sich den Platz geschaffen hatten, der für sie vorgesehen war.

Wenn die Essenz eingesetzt wird, ist ihre ordnende und auflösende Kraft schnell und deutlich auch bei Nacken- und Ischiasbeschwerden wahrzunehmen.

Wer nicht auf die Weisheit seines Herzen hört, dem wird sein Herz durch Brennen oder Stiche wie von einem Messer mitteilen, wo und wie seine Seele Erfüllung findet.

Hexenschuss

„Die Essenz Weisheit des Herzens *hat mir des Öfteren bei Verspannungen im Nacken geholfen. Es trat jedesmal eine enorme Besserung ein. Außerdem half sie mir bei einem Hexenschuss, als ich morgens nicht mehr aus dem Bett kam. Mit dem rechten Bein konnte ich nicht auftreten und ein gerades Aufrichten war nicht möglich. Ich habe die Essenz innerlich eingenommen und äußerlich auf der schmerzenden Stelle verteilt. Nach ca. fünf Minuten konnte ich mich langsam wieder bewegen. Ich nahm die Essenz die nächsten Tage weiter und konnte die Beschwerden im Lumbal- und Ischias-Bereich damit auflösen. Meine* Magnetische Essenz *war zu diesem Zeitpunkt gerade ausgegangen." (Marion W.)*

Körperliche Zustände

- Schmerzen an den Weisheitszähnen
- Für Menschen, die keine Weisheitszähne mehr haben
- Bei zu engem Kiefer, Zahnengstand
- Fußpilz, Scheidenpilz
- Pilzbefall an den Nägeln
- Nackenbeschwerden

- Ischiasbeschwerden
- Herzbeschwerden

Die geistige Wirkung

Eine Essenz für Berater

Es mangelt der Welt heutzutage an Weisheit. Mit der Essenz erleben wir einen kleinen Vorgeschmack dessen, was uns in unseren Herzen an Weisheit erwartet. Hätte die Menschheit die Weisheit mehr in das Leben auf der Erde integriert, hätten wir mit Sicherheit weniger Probleme, viel weniger, als wir uns überhaupt vorstellen können. Unsere Zeit ist zu schnelllebig, sie lässt keinen Platz mehr für die Weisheit und würdigt diese nicht mehr. Die Qualität der Weisheit wird dem Menschen meist erst nach einem langen, erfahrungsreichen Leben zuteil.

Mit der *Weisheit des Herzens* können wir mit Bedacht Entscheidungen treffen, indem wir alles von einer höheren Perspektive aus betrachten; sie weitet Herz und Brustkorb und ist daher auch hervorragend zur Meditation oder Kontemplation geeignet.

Manche Menschen tragen zwar sehr viel Weisheit in sich, aber es fehlt ihnen noch am nötigen Vertrauen in ihre eigene Herzensweisheit. Solche Menschen schützt die Es-

senz vor denjenigen, die sich etwas von ihnen erschleichen wollen.
Sie stärkt die natürliche Autorität der Ältesten, der Ahnen, der Berater und Richter. Menschen in einer beratenden Funktion brauchen die Weisheit des Herzens, um ein salomonisches Urteil zu fällen oder einen diplomatischen Rat zu erteilen. Allen Menschen, die ihre Entscheidungen auf dieser Basis zum Wohle aller fällen möchten, kann die Essenz segensreich dienen.

Unerquicklicher Schlaf

„Die Essenz hilft Eltern, ihre Kinder zu fördern, um die Weisheit des Herzens zu entwickeln. Nach vier Wochen Weisheit des Herzens *– am Abend einen Tropfen – ist die ganze Familie sehr viel ausgeglichener geworden, und wir können fast durchschlafen. Morgens sind wir nicht verschlafen, sondern ganz normal wach." (Frau K.)*

Positive seelische Auswirkungen

- Weise Entscheidungen treffen
- Salomonische Ratschläge geben können
- Stärkung der Autorität

Anwendung und Dosierung

- Bei Nagelpilzbefall: Morgens und abends die befallenen Nägel mit *Zellsalbe* dünn einsalben und jeweils einen Tropfen der *Weisheit des Herzens* einnehmen.
- Bei Beschwerden der Weisheitszähne: Die Salbe auf den Außenseiten der Wangen auftragen und innerlich die Tropfen einnehmen.

Folgeessenzen

Die Essenz Weisheit des Herzens ist bei Herzensangelegenheiten die Folgeessenz vom *Pfad des Herzens* und bei Hexenschuss folgt sie der *Magnetischen Essenz*.

Affirmation

„Weisheit, erhelle uns!"

Symptomenregister

Das Symptomenregister stammt ursprünglich aus der Homöopathie. Es soll die Suche nach der richtigen Essenz erleichtern, aber es ersetzt nicht ein grundlegendes Wissen über die Essenzen.

* Diese Essenzen und Salben sind im Symptomenregister zusätzlich erwähnt, weil sie für die Indikation sehr wichtig sind, werden jedoch nicht im Handbuch beschrieben, sondern in der SURYA-Zeitschrift: *Augenwohlsalbe, Bauchwohlsalbe, Bonding, Entspannende Gesichtscreme, Hüftchakra, Jungbrunnen, Lippenbalsam, Mama, Schulterchakra, Straffungssalbe, Venensalbe, Zellsalbe spezial*

Zonenzuordnung

Aura: *Balsam, Elektrosmog-Schutz, Helper, Schutz, Zelle*
Wirbelsäule: *Hüter, Magnet, Waldfee*

Chakrenzuordnung

1. Wurzelchakra: *Schutz, Sunrise, Wiege, Wurzel*
2. Sexualchakra: *Kelch*
2.1 Kniechakra: *Knie*
3. Nabelchakra:
3.1 Solarplexus: *Solar*
3.2 Leberchakra: *Leber*
4. Herzchakra: *Herz, Jacumbo, Lach. Herz, Licht, Pfad, Schutz, Trän. Herz, Weisheit, Wiege*
4.1 Tierchakra: *Tier*
5. Kehlkopfchakra: *Strahl, Schutz*
6. Stirnchakra: *Ball, Juwel, Moorfee*
6.1 Medulla: *Medulla*
7. Scheitel-/Kronenchakra: *Pfad, Sunrise, Wiege*
7.1 Prinzessinnenchakra: *Princess*

A

Abgrenzung: *Balsam*
Abgrund, Gefühl, hineinzufallen: *Ball*
Ablehnung der Schwangerschaft: *Herz*
Abmagerung: *Leber, Solar*
Abnabelung: *Herz, Pfad, Solar*
Abneigung
· gegen Familienmitglieder: *Herz*
· Obst: *Wiege*
· Süßes: *Wiege*
Abnutzung der Gelenke: *Knie, Magnet, Wiege, Zelle*
· Kniegelenk: *Knie*
· Schultergelenk: *Knie, Schulter**
Abstillen, erleichtert: *Herz*
Abzess: *Zelle*
· Zahn: *Waldfee*
Abwehr negativer Energie: *Balsam, Rad, Tier*
Abwehrkräfte stärken: *Kelch*
Abtreibung, Reue über: *Rad*
Achillessehnenriss: *Knie, Princess*
Adipositas: *Leber, Solar, Tier*
ADS/ADHS: *Ball, E-Smog, Herz,*

Juwel, Solar, Strahl, Tier
· nach Impfung: *Moorfee*
Ärger: *Leber, Solar, Tier*
Aggressivität: *Knie, Leber, Tier*
Akne: *Leber, Zelle, Zellsalbe*
aktiviert
· Energiefluss im Körper: *Magnet*
· Immunsystem: *Kelch*
· künstlerisches Schaffen: *Herz, Juwel*
· Reserven im Ausdauersport: *Magnet*
Alarmsituation,
lebt in ständiger: *Ball, Helper*
Alkoholmißbrauch: *Herz, Leber, Pfad, Tier*
· überempfindlich auf: *Leber*
Alleinsein, Angst vor: *Herz*
Allergien: *Herz, Juwel, Licht*
· Augen betroffen: *Licht, Trän. Herz*
· Ausschlag: *Leber, Zelle*
mit tierischem Juckreiz: *Tier*
· Heuschnupfen: *Juwel, Leber, Tränendes Herz*
· Impfung durch: *Licht, Tier, Moorfee*
· Insektenstiche: *Moorfee*
· Kontaktallergie auf Chemikalien in Kleidung: *Sunrise*
· Nahrungsmittel: *Juwel, Licht*
· Schimmel: *Juwel*
· Staub: *Juwel*
Alltag, überfordert: *Ball, Herz, Kelch*
Alopezia areata
(kreisrunder Haarausfall): *Zelle*
Alpträume: *Herz*
Altersbeschwerden: *Herz, Jungbrunnen*, Leber, Knie, Magnet, Princess, Wiege, Zelle*
Alzheimer Krankheit: *Herz, Juwel, Strahl*
Amalgam, ausleiten: *Hüter, Leber, Sunrise*
Analfisteln: *Waldfee, Zelle*
Analfissuren: *Knie, Straffungssalbe*, Wurzel, Zelle*
Anämie hämolytisch: *Hüter, Leber, Waldfee, Zelle*
· leberbedingt: *Leber*
anaphylaktischer Schock, durch:
· Bienenstich: *Herz,*
· Impfungen: *Herz, Moorfee, Leber*
· Nahrungsmittel: *Herz, Licht*
· Wespenstich: *Herz, Moorfee*
Aneurysma, Schutz vor: *Ball, Leber, Zelle*
· Bauchaorta, der: *Ball, Knie, Solar*
Anfälle, epileptische: *Herz*
Angina pectoris (Stenokardie): *Herz, Weisheit*
Angst vor: *Herz, Helper, Solar*
· Alleinsein: *Herz, Solar*
· Alltag: *Ball, Helper, Herz, Solar*
· anders zu sein: *Ball*
· Aneurisma: *Ball*
· Benachteiligung: *Solar*
· dick zu werden: *Solar*
· Dunkelheit: *Herz*
· Einbrechern, Dieben: *Herz*
· Ersticken: *Medulla, Strahl*
· Ertrinken: *Medulla*
· Flug: *Herz, Juwel, Solar*
· Geburt: *Herz, Solar*

· gehen lernen (Kinder): *Herz*
· Geisteskrankheit: *Helper*
· Gespenstern: *Herz*
· Heilung: *Solar*
· Hinfallen: *Princess*
· Höhe: *Juwel*
· Hölle, Leben zur machen: *Ball*
· Impfungen, danach: *Herz, Tier*
· Insekten: *Moorfee*
· Krankheit: *Ball, Pfad*
· Kündigung: *Pfad*
· Prüfungen: *Helper, Solar*
· Psychiatrie, Einlieferung in: *Helper*
· Schule: *Herz, Solar*
· schutzlos zu sein: *Schutz*
· Situationen, neuen: *Herz, Solar, Strahl*
· Sprechen in der Gruppe: *Juwel, Solar, Strahl,*
· Tieren: *Herz, Tier, Wiege*
· Transport bei Tieren: *Helper, Tier*
· Veränderung: *Pfad, Solar*
· Verarmung: *Princess, Lach. Herz*
· Verhungern: *Solar*
· Verlust von geliebten Menschen: *Juwel*
· Verrückt zu werden: *Helper*
· Versagen: *Pfad, Solar*
· Vorgesetzten, Überlegenen: *Tier*
· Vorträge zu halten: *Strahl, Solar*
· vorwärts zu gehen: *Schutz*
· Wasser, Angst, Schwimmen zu lernen: *Herz, Medulla, Moorfee*
· weltlichen Dingen: *Ball, Solar*
· Zahnarzt: *Helper, Herz, Solar, Strahl*
· zu wenig zu bekommen: *Solar*

Animalisches zu stark: *Tier*
Anorexie: *Herz, Leber, Solar, Tier*
Anspannung Gesicht, Kiefer: *Magnet, entspannende Gesichscreme*, Strahl, Tier*
Anti-Baby-Pille, Schäden:
· Fortpflanzungsorgane: *Kelch*
· Krampfadern: *Leber, Princess, Sunrise, Venensalbe**
Antibiotika
· Ausleitung: *Leber, Sunrise, Zelle*
· blockieren Essenzen: *Leber, Tier*
Antriebsschwäche: *E-Smog, Leber, Magnet*
Aphten im Mund: *Zelle*
Apnoe, Schlaf: *Medulla, Strahl*
Apoplexie: *Herz, Juwel, Pfad*
Appetit, nachts vermehrt: *Solar*
· -losigkeit: *Leber, Solar, Wiege*
· morgens: *Wiege*
Arbeit
· Motivation fehlt: *Strahl*
· schiebt vor sich her: *Medulla*
· Schutz am PC: *E-Smog, Magnet*
· Teamfähigkeit: *Waldfee*
· Überarbeitung, Folgen von: *Kelch, Magnet*
Arthritis: *Magnet, Wiege*
Arthrose: *Knie, Magnet, Wiege, Zelle*
· Kniegelenke: *Knie, Wiege*
· Fußbodenlegern, bei: *Wiege*
Artikulationsprobleme: *Herz, Pfad, Solar, Strahl*
· Schüchternheit, bei: *Herz*
Asthma: *Herz, Kelch, Medulla, Pfad*

· allergisches: *Juwel, Licht*
· nach Impfung: *Herz, Moorfee, Pfad*
· durch Schimmel: *Juwel*
· seelische Probleme: *Herz, Pfad*
· stressbedingt: *Kelch*
Atelektase (Zusammenfallen der Lunge): *Herz, Medulla, Princess,*
Atemnot: *Herz, Hüter, Lach. Herz, Medulla*
· mit Herzstechen: *Herz, Moorfee*
· beim Hochfahren oder -steigen: *Medulla*
· in der Höhe: *Medulla*
· bei Neugeborenen: *Herz, Medulla*
Atemstillstand: *Herz, Medulla*
Atemzentrum: *Medulla*
Atherome: *Zelle*
atmosphärische Einflüsse: *Magnet, Wiege*
Atmung
· oberflächlich: *Hüter, Medulla, Solar*
· stockt beim Sprechen: *Medulla, Zelle, Hüter*
Atmungsprobleme: *Herz, Licht, Medulla, Pfad*
· Geburtsschock: *Herz*
· Impfungen: *Medulla*
· Luftverschmutzung: *Medulla*
· Narkotika: *Medulla*
Atlaswirbel: *Licht*
Atrophie, Gewebe, Nerven: *Zelle*
Aufbaubehandlung
· bei schweren Krankheiten: *Herz, Leber, Solar, Strahl, Zelle*
· des Kräftehaushaltes: *Magnet*
Aufgeregtheit: *Herz, Solar*
· freudige, zu große: *Lach. Herz*
Auflösung von Beziehungen: *Herz, Pfad, Tier*
Aufmerksamkeitstörungen (ADS): *Ball, E-Smog, Herz, Juwel, Magnet, Moorfee, Strahl, Tier*
Aufräumen u. Wegwerfen, hilft beim: *Helper, Jacumbo, Waldfee*
aufrecht sitzen, fällt schwer: *Magnet*
Aufrichten: *Hüter, Magnet*
Aufrichtigkeit: *Hüter*
Augen, Beschwerden: *Juwel, Licht*
· Allergien: *Juwel, Leber, Licht, Trän. Herz*
· Bildschirmarbeit, durch: *Magnet*
· Grauer Star: *Licht, Zelle*
· Grüner Star (Glaukom): *Herz, Licht*
· Heuschnupfen: *Juwel, Licht, Leber, Moorfee, Trän. Herz*
· Infarkt: *Licht, Zelle*
· Juckreiz: *Juwel, Leber, Tier*
· Lichtblitze: *Licht, Rad*
· Lichtempfindlichkeit: *Rad*
· Makuladegeneration: *Knie, Licht, Zelle*
· Mouches volantes: *Moorfee*
· müde: *Licht, Magnet*
· schwarz werden vor den: *Herz*
· Sehnervatrophie: *Licht, Zelle*
· tränende: *Trän. Herz*
· trockene: *Licht*
· überanstrengt: *Augenwohlsalbe*, Licht*
Aura, Wirkung auf: *Balsam, E-Smog, Helper, Moorfee, Schutz, Zelle*

Ausbeutung, Schutz vor: *Balsam, Tier, Wiege*
Ausdauersport, aktiviert Reserven im: *Magnet*
ausgelaugt sein, Gefühl von: *Balsam, Magnet*
ausgleichend, männl. und weibl. Energie: *Schutz, Wurzel*
Ausschabung, nach: *Kelch*
Ausscheidung, wellenförmig: *Sunrise*
Ausschlag: *Zelle*
Aussprache undeutlich: *Herz, Pfad, Solar, Strahl*
auswegloses Gefühl: *Trän. Herz*
Autismus: *Herz, Pfad, Wiege*
· als Impffolge: *Herz, Moorfee, Tier, Wiege*
Autofahrten, Verspannungen: *Magnet, Waldfee*
Autoritäten, sich unterwerfen: *Tier*
Autoritätsgläubigkeit: *Tier*

B

Babys, finden keinen Rhythmus: *Ball*
Bakerzyste: *Knie, Zelle*
Bänder
· Anriss: *Knie*
· Dehnung: *Knie, Princess, Wiege*
· Zerrung: *Princess*
Bandscheibenvorfall: *Magnet*
Barmherzigkeit, fördert: *Lach. Herz*
Bauch
· Druck im: *Leber, Solar*
· Steine im, Gefühl als ob: *Solar*
· Schmerzen: *Leber, Solar*
· Schwangerschaft, hart: *Herz, Solar*
· Spannung: *Solar*
· Wasseransammlung: *Wiege*
Bauchatmung, wird verstärkt: *Hüter, Medulla, Solar*
Bauchspeicheldrüse: *Magnet, Solar*
BCG-Impfung: *Herz, Kelch, Moorfee*
Bechterew, Morbus: *Hüter, Magnet, Waldfee*
Becken
· -bodenschwäche: *Kelch, Wurzel*
· -schiefstand: *Magnet, Schutz, Wurzel*
· -reinigend: *Hüfte, Wurzel*
Bedürfnisse
· nach Sicherheit: *Pfad, Solar*
· kein Gefühl für eigene: *Solar*
Beeinflussung, negativer, Schutz vor: *Balsam, Rad, Schutz, Tier*
Befreiung von
· Altem: *Waldfee*
· Beziehungen, symbiotischen: *Hüter, Tier*
· Gedankenmustern, einengenden: *Hüter, Waldfee*
· Seelen, an Orte gebundene: *Rad*
· symbiotischen Beziehungen: *Hüter, Tier*
Befruchtung, künstliche: *Herz, Kelch, Leber, Tier*
· Kinder entstanden durch: *Herz, Rad, Zelle*
Begrenzungen, Überwindung von: *Hüter, Knie, Waldfee*
Beine
· Länge unterschiedlich: *Magnet,*

Wurzel
· offene: *Leber, Trän. Herz, Zelle*
· unruhige: *Knie, Magnet, Solar, Wurzel*
Beklemmung, durch Traumen: *Knie, Wiege*
· in der Brust: *Herz, Pfad, Wiege*
Benommenheit: *Hüter, Juwel, Pfad*
· durch Müdigkeit: *Hüter*
· mit Schwindel: *Moorfee, Pfad*
Berater, hilfreich für: *Weisheit*
Bergsteigen: *Medulla, Wiege*
· Absteigen, beim, Knieschmerzen: Jungbrunnen*, *Knie*
· Aufsteigen, Kniebeschwerden beim: *Knie, Wiege*
· Atemnot, beim: *Medulla*
beschäftigt, unentwegt mit fehlendem Kontakt zum Herzen: *Herz, Weisheit*
Besenreisergefäße: *Leber, Princess, Venensalbe**
Besetzungen: *Helper, Rad, Tier*
besitzergreifend: *Solar*
· übergriffig: *Hüter, Tier*
Bestrahlung: *Magnet, Zelle*
· radioaktive, Verbrennung nach: *Zelle*
Betäubungsmitteln, Folgen von: *Medulla*
Bettnässen: *Herz, Kelch, Strahl, Tier*
Beweglichkeit
· Gelenke: *Wiege*
· Wirbelsäule: *Hüter, Knie, Magnet, Wiege, Wurzel*
bewertend: *Pfad*
Bewusstlosigkeit: *Herz, Medulla*
Bewusstsein(s): *Juwel*
· führt aus Begrenzung: *Rad*
· öffnet: *Schutz*
· –spaltung: *Helper, Lach. Herz*
Beziehungen
· Auflösung, von: *Herz, Jacumbo, Pfad, Tier*
· befreit von vereinnehmenden: *Tier*
· gehen in die Brüche: *Jacumbo*
· nach oben buckeln, nach unten treten: *Tier*
· Opferrolle: *Tier*
· Partner nimmt Luft: *Medulla*
· Probleme: *Herz, Kelch, Tier, Wurzel*
Bienenstich: *Moorfee*
Bildschirmarbeit: *E-Smog, Magnet*
Bindegewebsbrüche: *Jacumbo*
Blähungen: *Leber, Solar*
· Blähungskoliken bei Säuglingen: *Solar(salbe)*
Blasenentzündung
· chronisch: *Wurzel*
· krampfartig: *Kelch*
· stressbedingt: *Kelch*
Blasen an Füßen: *Schutz, Zelle*
Blässe, Gesicht: *Herz, Hüter, Strahl*
blaue Extremitäten, Lippen: *Herz*
Blut
· –armut, Anämie: *Hüter, Leber, Waldfee, Zelle*
· Bluterkrankheit: *Hüter, Herz*
· Blutungen, reichliche bei der Periode: *Kelch, Sunrise*
· –gefäße, erweiterte: *Ball*
· –transfusion, nach: *Herz, Hüter,*

Leber, Tier, Zelle
· -verdünnend: *Hüter, Zelle*
· -vergiftung: *Hüter, Sunrise, Tier*
Blutdruck, zu hoch: *Herz, Medulla*
· Essen zu reichlich: *Solar*
· schlechte Verdauung: *Herz, Leber, Solar*
· zu niedrig: *Herz*
Borderline Zustände: *Helper*
Borreliose: *Leber, Moorfee, Zelle*
· Erythema migrans: *Moorfee, Zelle*
· Gelenkschmerzen: *Wiege*
Brandwunde: *Zelle, Sonnenwohlsalbe**
Brechreiz: *Leber, Sunrise*
Brennen
· Scheitel: *Pfad*
· Zunge: *Leber*
Bronchitis: *Herz, Kelch, Medulla*
· chronische: *Medulla*
· durch Kummer: *Herz*
· spastische: *Herz, Medulla*
Bruch mit Gott: *Jacumbo*
Brüche, allgemein: *Jacumbo*
· Bindegewebe: *Jacumbo*
· Gefäße: *Jacumbo, Zelle*
· Gelenke: *Jacumbo, Princess*
· Hoden, angeboren: *Jacumbo*
· Knochen: *Jacumbo*
· Leisten: *Jacumbo, Wurzel*
· Metallplatte, Nägel: *Princess. Zelle*
· Nabel: *Jacumbo, Solar*
· Rippen: *Princess*
· Wirbelsäule: *Jacumbo, Magnet*
· Zwerchfell: *Jacumbo, Solar*
Brust: *Herz, Hüter*
· Beklemmungsgefühl: *Herz, Pfad, Wiege*
· -entzündung: *Brustschutzsalbe**
· Knoten: *Mama*, Zelle*
· -korb, Druck unter den Rippen: *Princess*
· Krebs: *E-Smog, Herz, Leber, Mama*, Solar, Strahl, Zelle*
· -wirbel: *Herz, Knie, Magnet*
Bulimie: *Herz, Leber, Solar, Tier*
Bypassoperation: *Herz, Zelle, Zellsalbe*

C

Carcinose, Bezug zur: *Hüter, Zelle*
Chaos, Unordnung: *Jacumbo, Princess*
· Entrümpeln, hilfreich beim: *Waldfee*
· sieht keinen Weg aus dem: *Pfad*
Chemotherapie: *Herz, Kelch, Leber, Magnet, Pfad, Zelle*
Chlorwasser,Schäden durch: *Sunrise*
Cholera, Prophylaxe bei belastetem Wasser: *Sunrise*
Cholesterinwert, erhöht: *Herz, Hüter, Leber, Solar*
Chorsänger, kann sich nicht einfügen in Rhythmus: *Ball*
Chronische Müdigkeit: *Hüter, Leber, Magnet*
CO_2-Vergiftung: *Medulla*
Computertomographie, Schutz bei: *Magnet*
Computerarbeit
· Augen angestrengt: *Licht*
· Beschwerden durch: *E-Smog, Magnet*
Computer-, Spielsucht: *Herz, Tier*

D

Damm
· Risse: *Knie, Zelle*
 –prophylaxe: *Knie, Straffungssalbe**
Darm
· Divertikel, (Ausstülpung): *Jacumbo, Leber, Solar, Wurzel*
· Infekt: *Kelch, Solar*
· Koliken: *Leber, Solar*
· knotige Stellen (Tastbefund): *Zelle*
· Roemheld-Syndrom: *Herz, Solar*
Dauerstress: *Kelch*
Daumengelenk, Rheuma: *Hüter*
DECT-Telefon: *E-Smog*
Degeneration, Zellen: *Zelle*
Dekubitus: *Zelle*
Demenz: *Herz, Juwel, Strahl*
Demütigung: *Herz, Wiege*
Demut, fehlende: *Knie*
Denkmuster, festgefahrene: *Knie, Waldfee*
Depressionen: *E-Smog, Leber, Licht, Pfad, Princess, Trän. Herz*
· in dunkler Jahreszeit: *Licht*
· nach Narkose: *Herz, Medulla*
· durch Radioaktivität: *Magnet*
· Selbstmordneigung: *Rad, Trän. Herz*
· wegen unerledigter Arbeit: *Medulla*
Diät durchhalten, sinnvolle: *Solar, Tier*
Diabetes: *Leber, Magnet, Solar, Zelle*
Dialyse: *Hüter, Leber, Strahl, Zelle*
diktatorische Menschen, leben unter: *Trän. Herz*
Dirigieren, Zuweisen: *Knie*
Divertikel: *Jacumbo, Leber, Solar, Wurzel*
Dornwarzen: *Moorfee, Schutz, Zelle*
Drogen, Sucht: *Leber, Tier*
Druck
· auf den Kopf, angstauslösend: *Ball, Pfad*
· psychischer: *Ball, Kelch, Leber, Helper*
Dualität, Überwindung von: *Hüter*
Dunkelheit, Angst vor: *Herz*
Durchatmen, erschwert: *Medulla*
Durchblutungsstörungen: *Herz, Leber, Solar*
· Arme: *Herz*
· Beine, Füße: *Schutz, Solar, Strahl, Wurzel*
· Verdauungsorgane: *Leber, Solar*
Durchfall: *Kelch, Solar, Sunrise*
· Essen, zu viel oder unbekömmliches: *Leber, Solar*
· Prüfungsangst und Aufregung: *Solar*
· auf Reisen: *Leber, Solar*
· wellenförmig: *Sunrise*
Durchschlafstörungen: *Herz, Leber, Princess*
Durstlosigkeit abends: *Wiege*
Dyskalkulie: *Juwel, Princess*
Dysplasie des Hüftgelenks: *Magnet, Wurzel*

E

Egoschwächen: *Schutz*
egozentrisches Verhalten, mildert: *Balsam*

Eheprobleme: *Herz*
Eifersucht: *Herz, Tier*
Eigensinn: *Ball*
Eigenwilligkeit: *Ball*
Eileiterschwangerschaft: *Kelch*
Einfügen, in Gruppe, Klasse, Gemeinschaft: *Ball*
Einklang zwischen Partnern: *Wurzel*
Einkoten: *Tier, Kelch*
Einnässen, nächtliches: *Herz, Kelch, Strahl, Tier*
Einsamkeitsgefühl: *Herz, Trän. Herz*
Einschläfern von Tieren, Alternative zum: *Herz, Rad*
Einschlafen
· Füße: *Solar, Wurzel*
· Hand: *Herz*
· Störungen beim: *Herz, Princess*
Einstiegsbehandlung bei schweren Krankheiten: *Herz, Leber, Solar, Strahl*
Einstiegsessenz
für Menschen: *Herz*
für Tiere: *Tier*
Eisenmangelanämie: *Hüter, Leber, Zelle*
eitrige Prozesse: *Waldfee, Zelle*
EKG, Folgen von: *E-Smog*
Ekzeme: *Leber, Zelle*
Elektrosmogbelastung: *E-Smog, Magnet*
Elephantiasis: *Tier, Wiege*
Ellenbogen, Tennisarm: *Wiege*
Empfängnis, fördert: *Kelch, Magnet*
Endzeitstimmung: *Balsam*
Endometriose: *Kelch, Zelle*
Energiebahnen, neben Wirbelsäule: *Hüter*
Energiefluss im Körper, Aktivierung des: *Hüter, Magnet*
Energie
· Ausgleich männlich und weiblich: *Schutz, Wurzel*
· Blockade, im Becken: *Wurzel*
· Fremdbesetzung, Schutz: *Balsam, Rad, Tier*
· –mangel: *Magnet, Waldfee*
· Reinigung: *Rad*
Enge
· Engherzigkeit, chron.: *Herz, Pfad*
· Herz, akut (Angina pectoris): *Herz*
· Nasenwurzel, -septum: *Hüter, Juwel*
Entbehrung: *Pfad, Solar, Wiege*
Entgiftung (s. a. Vergiftung): *Herz, Hüter, Leber, Moorfee, Strahl, Sunrise, Tier*
· Farb- und Zusatzstoffe in Lebensmitteln: *Sunrise*
· Impftoxine: *Moorfee*
· Medikamente: *Sunrise*
· Nikotin etc.: *Hüter, Leber, Medulla*
Entrümpeln, fällt leichter: *Waldfee*
Entscheidungen fällen: *Licht, Pfad, Solar, Strahl, Weisheit*
Enttäuschung: *Herz, Pfad, Wiege*
Entzug von (s. a. Sucht)
· Medikamenten u. Drogen: *Herz, Leber, Medulla, Solar, Sunrise, Tier*
Entzündung: *Kelch, Zelle*
Enuresis (nächtl. Einnässen): *Herz, Kelch, Strahl, Tier*

Epilepsie: *Herz, Juwel, Rad*
· Impffolge: *Herz, Juwel, Moorfee, Tier*
Erbrechen: *Leber, Solar, Sunrise*
· bei Migräne: *Juwel, Leber, Princess*
Erdung: *E-Smog, Hüter, Rad, Wurzel, Schutz*
Erguss, Paukenhöhle: *Strahl, Zelle*
Erkältung
· Hals, beginnend im: *Strahl*
· Infekt langwierig: *E-Smog, Kelch*
· Mundgeruch, mit: *Leber*
· Nase, beginnend: *Juwel*
· stressbedingt: *E-Smog, Kelch*
Erlösung: *Hüter*
Ernährung, ungesunde: *Sunrise*
Erniedrigung: *Tier, Wiege*
Erschrecken: *Ball*
Erschütterung, Gehirn: *Juwel, Licht, Magnet, Princess*
Erstarrung: *Knie, Trän. Herz, Waldfee, Wiege*
Ersticken, Angst in Arbeit zu: *Medulla*
· Erstickungsangst: *Medulla*
Ertrinken, beinahe: *Medulla*
Erwartungsangst: *Solar*
Erythema migrans (Wanderröte) nach Zeckenbiss: *Moorfee, Zelle*
Eßstörungen: *Herz, Leber, Solar, Strahl, Tier*
Eßzwang: *Solar, Tier*
Extremitäten
· Beinlängen verschieden: *Magnet*
· Beweglichkeit eingeschränkt: *Knie, Wiege, Wurzel,*
· Füße, blau: *Herz*
· Füße, kalt: *Solar, Strahl*
· Kribbeln: *Magnet*
exzentrisch: *Princess*

F

Fähigkeiten, übersinnliche akzeptieren: *Ball*
Fahrradfahren nicht lernen, aus Angst: *Herz*
Fallen, Gefühl ins Bodenlose zu: *Ball*
Falten: *Zelle*
Familie, fördert Harmonie: *Herz*
· Abneigung gegen Familienmitglieder: *Herz*
· Friedensstifter: *Herz*
· Rivalität: *Herz, Leber, Tier*
· Schwiegereltern, Probleme mit den: *Herz*
Farbenblindheit: *Licht*
Fasten: *Herz, Leber, Solar, Strahl*
· gibt Kraft beim: *Magnet*
Fehlsichtigkeit: *Juwel, Licht*
Fehlstellung, Wirbelsäule: *Magnet, Waldfee, Wurzel*
Feinfühligkeit, akzeptieren: *Ball*
Feinmotorik, fördert: *Schutz*
Fernsehsucht: *Tier*
Fersensporn: *Schutz, Zelle*
Festhalten an alten Denkmustern verursacht Starre: *Knie*
Fieber: *Kelch*
· -anfälle: *Kelch*
· in Wellen: *Sunrise*
finanzielle Sorgen: *Lach. H., Princess*

Fingernagel, ab-, eingerissen: *Wurzel*
Fissuren: *Knie, Leber, Straffungssalbe*, Zelle*
Fisteln: *Waldfee, Zelle*
Flecken, hektische rote: *Strahl*
· Gesicht: *Herz*
· Hals: *Strahl*
Flohbefall: *Moorfee*
Flüchtigkeitsfehler: *Schutz, Strahl*
Fluortabletten, Folgen: *Pfad, Zelle*
Föhnkopfschmerzen: *Wiege*
Folter, Folgen von: *Leber, Tier*
Fontanellenschluss gestörter: *Pfad*
Fremdbesetzungen: *Balsam, Helper, Tier*
Fremdblut, Reinigung: *Hüter, Tier*
Fremdeinfluss, standfest bleiben, bei: *Balsam, Rad, Wurzel*
Friedensstifter in der Familie: *Herz*
Frieren: *Solar, Strahl*
· bei Durchfall, in Wellen: *Sunrise*
Fröhlichkeit: *Waldfee*
Fruchtbarkeitsprobleme: *Kelch, Magnet*
Frühgeborene, Lunge unausgereift: *Herz, Knie, Medulla*
Frühjahrsmüdigkeit: *Magnet, Leber, Solar*
FSME, Schutz vor: *Moorfee, Tier*
Fußballspielen (s. Golf): *Kelch, Magnet*
Fußbodenleger, Kniearthrose: *Magnet, Wiege*
Füße, Beschwerden: *Schutz*
· Blasen: *Zelle*
· blau: *Herz*
· geschwollen, ödematös: *Wiege*
· geschwollen bei Hitze: *Solar*
· kalt: *Solar, Wurzel*
· Rist, schmerzhaft: *Licht, Waldfee*
· Schiefstellung: *Magnet*
· Taubheit nach Bruch: *Jacumbo*
Fußgelenke
· rheumatische Schmerzen: *Hüter, Schutz, Wiege*
· Schwäche: *Princess*
· Verstauchung: *Princess*
Fußpilz: *Weisheit, Zelle*

G

Gallenkolik: *Leber, Solar*
Gebärmutter: *Kelch*
· Blutungen, reichliche: *Kelch*
· Endometriose: *Kelch, Zelle*
· Entfernung: *Kelch*
· Kupferspirale: *Princess*
· Myom, Polyp: *Kelch, Zelle*
· Periodenschmerzen: *Kelch*
· Unfruchtbarkeit: *Herz, Kelch*
nach Polioimpfung: *Magnet, Moorfee*
· Verletzung: *Princess*
· Zyste: *Kelch, Waldfee, Zelle*
Geburt: *Herz, Kelch, Leber, Magnet, Solar, Rad*
· Angst vor der: *Herz, Solar, Rad*
· Atemprobleme, nach Narkotika: *Medulla*
· Beckenbodenschwäche: *Wurzel*
· Dammriß, Schutz vor: *Straffungssalbe*
· Hausgeburt, Mut: *Herz, Pfad, Solar*
· Herzschlag unregelmäßig: *Herz*

· Kaiserschnitt (Mutter u. Kind): *Rad*
–narbe: *Radsalbe*
· Komplikationen: *Herz, Rad*
· Lage ungünstig: *Kelch, Magnet*
· Lippen, blau: *Herz*
· Krampfadern: *Princess*
· Mutter-Kind-Kontakt gestört: *Herz, Solar*
· Nabelschnur um Hals: *Medulla, Rad, Strahl*
· PDA: *Medulla, Rad, Wurzel*
· Preßwehen fehlen: *Wurzel*
· Rückenschmerzen: *Magnet*
· Saugglocken-: *Pfad, Princess*
· schmerzlindernd bei Wehen: *Balsam, Kelch, Magnet, Sunrise*
· Schock: *Herz*
· Silbernitrat-Tropfen, in die Augen des Babys: *Rad, Licht*
· Steißbeinverletzung: *Magnet, Rad, Wurzel*
· Ultraschall, Folgen: *Magnet*
· wehenfördernd: *Kelch, Magnet*
· Wehen schmerzhaft: *Balsam*
· Wehen, zu kurze Abstände: *Sunrise*
· Wehenschreiber, Folgen von: *E-Smog*
· wohltuend, bei der: *Kelch*
· Zangengeburt: *Pfad, Princess, Rad*
Geburtstagsessenz: *Herz*
Geburtstrauma: *Herz, Kelch, Pfad, Princess, Rad*
Gedächtnisschwäche: *Juwel, Strahl*
Gedanken
· -karussell: *Balsam, E-Smog, Helper*
· vergiftet: *Leber*
· wirr: *E-Smog*
Gefühl(e)
· befreit von einengendem: *Hüter*
· nicht weiter zu wachsen: *Knie*
· wie durchgebrochen: *Jacumbo*
· Wechselbad der: *Sunrise*
Gegensätze, Überwinden der: *Hüter*
Gehirn
· Austausch zwischen beiden Hälften: *Juwel*
· Blutung, Folge von: *Ball, Juwel, Licht, Princess, Schutz, Strahl, Zelle*
· Durchblutung, verbessert: *Juwel, Pfad, Strahl*
· Entzündung: *Pfad, Zelle*
· Erschütterung: *Licht, Magnet, Princ.*
· Gehirnhälfte, nur eine genutzt: *Juwel*
· Impfschäden: *Juwel, Moorfee, Princess, Strahl, Tier, Zelle*
· Ödeme: *Princess, Wiege*
· strukturiert das: *Princess*
Geistererscheinungen, Spuk: *Rad*
geistige Arbeit
· verursacht Kopfschmerz: *Pfad*
· Leistungsabfall: *Herz, Pfad, Strahl*
Gelassenheit: *Solar*
Gelbsucht: *Leber*
Gelenke: *Hüter, Knie, Magnet, Princess, Schulter, Wiege*
· Abnutzung: *Magnet, Wiege*
· Arthrose: *Magnet, Wiege*
· ausgekugelt: *Knie, Princess*
· Entzündung: *Princess, Wiege*
–Nahrungsmittelunverträglichkeit, durch: *Leber, Licht*

· Fingergelenke, Prellung: *Knie*
· Fußgelenk: *Princess, Schutz*
· Hüfte: *Knie, Magnet, Wurzel*
· Hüftgelenksdysplasie, -luxation: *Hüfte, Magnet, Wurzel*
· Hüftoperation, Schmerzen nach: *Balsam, Leber, Magnet, Princess, Wiege*
· Kapselriss: *Knie, Princess*
· Kiefergelenk, Verspannung im: *Magnet, Strahl, Tier*
· Krachen der: *Magnet, Wiege*
· Prellung: *Knie, Princess*
· Rheuma: *Magnet, Wiege*
· Schlottergelenk: *Knie, Princess*
· Schnee, empfindlich auf: *Juwel, Wiege*
· Schulter: *Knie, Schulter*, Zelle*
· Schwellung, ödematöse: *Wiege*
· Steifheit: *Wiege*
· Überanstrengung: *Magnet, Wiege*
· Verletzung: *Princess, Zelle*
Geliebten, Nervenkrieg mit: *Herz*
Genesung, unterstützt: *Magnet*
Genicksteifigkeit: *Leber, Magnet, Wiege*
Geräusche, Empfindlichkeit auf: *E-Smog*
Geschwüre: *Zelle*
Gesicht
· Anspannung: *Herz, Magnet, Strahl, Tier*
· blass: *Herz, Strahl*
· bläuliche Röte: *Herz*
· Falten: *Zelle*
· Flecken, hektische rote: *Herz*
· gelblich: *Leber*
· Lähmung: *Magnet, Strahl, Waldfee*
· Pflege: *Herz, Zellsalbe*
· Schmerzen: *Waldfee*
Gespenster(n), Angst vor: *Herz, Rad*
Gespräche, Überreizung durch zu viele: *Helper*
Gestose: *Hüter, Leber*
Gesundheit, glaubt kaufen zu können: *Lach. Herz*
Getriebensein: *E-Smog, Tier*
Gewaltdelikte: *Princess, Tier*
Gewebe, Knorpel: *Wiege*
· –riss: *Knie*
Gewohnheiten
· befreit von kräftezehrenden: *Tier*
· Schutz vor negativen: *Balsam*
Gicht: *Wiege, Wurzel*
· Knoten, Finger: *Wiege, Zelle*
Gier: *Solar*
Giftstoffe, tierische: *Moorfee, Tier*
Glaukom (Grüner Star): *Licht*
Gleichgewichtsstörungen: *Juwel*
Gliederschmerzen
· nächtliche: *E-Smog*
· bei Wetterwechsel: *Wiege*
Glücksstoffproduktion: *Herz, Leber*
Glutenunverträglichkeit: *Bauchwohlsalbe*, Bonding*, Juwel*
Golfspielen, fördert
· Treffsicherheit: *Kelch*
· Beweglichkeit: *Wiege*
Grauer Star: *Licht, Zelle*
Grenzen, setzen: *Ball*
· –losigkeit erfahren: *Hüter*

Grippe
· Impffolgen: *Herz, Kelch, Moorfee*
· Prophylaxe: *Herz, Kelch, Leber*
Gruppe, kann sich nicht einfügen: *Ball*
Grüner Star (Glaukom): *Licht*
Grübeln, verursacht Schlaflosigkeit: *Princess*
Gürtelrose: *Zelle*

H

Haar(e)
· Ausfall, auch kreisrund, Glatze: *Zelle*
· Spliss: *Zelle*
· Wachstum, verbessert: *Zelle*
· Wuchs, übermäßig an Stellen, wo es nicht sein soll: *Zelle*
hadern, mit dem Schicksal: *Ball*
Hänselei, schützt vor: *Leber, Tier*
Hallux valgus: *Magnetsalbe*
Hals: *Strahl, Hüter*
· Engegefühl: *Strahl*
· Schmerzen: *Strahl*
· Halswirbel: *Leber, Licht, Magnet,*
· Verspannungen: *Leber, Strahl*
Haltungsstörungen: *Hüter, Magnet*
· Hohlkreuz (Lordose): *Hüter, Magnet, Solar*
· Rundrücken (Kyphose): *Herz, Magnet*
Hämorrhoiden: *Ball, Leber, Princess, Straffungssalbe, Venensalbe, Wurzel*
Hamsterrad, wie im: *Rad*
Hand, Einschlafen der: *Herz*
· -gelenke, rheumat. Schmerzen: *Hüter, Wiege*
Handeln, fördert instinktives: *Tier*
Handschrift unleserlich: *Schutz*
Handystrahlen, Schutz vor: *E-Smog*
Hausgeburt, Mut zur: *Herz, Pfad, Solar*
Haltung, krumme, gebeugte (trägt Last vom Herzen her): *Herz, Magnet*
Haut: *Zelle*
· Ausschlag, Ekzem: *Leber, Solar, Zelle*
– Scheitel, am: *Pfad*
– Sonne, durch: *Solar*
· Falten: *Zelle*
· gelblich verfärbt: *Leber*
· hektische rote Flecken: *Herz*
· Juckreiz: *Leber, Zelle, Tier*
· Pflege: *Zelle, Zellsalbe*
· Risse: *Knie, Leber, Zelle, Straffungssalbe**
· Unreinheiten: *Zelle*
Heilung, Angst vor: *Solar*
Heimweh: *Pfad*
Heiserkeit: *Strahl*
Heißhunger: *Solar*
· bei Schilddrüsenüberfunktion: *Strahl*
Hektik: *Herz, Kelch, Strahl, Tier*
Helfersyndrom: *Hüter*
Hellsichtigkeit, Akzeptieren seiner: *Ball*
Hepatitis: *Leber*
Herd, Zahn vereitert: *Waldfee, Wurzel, Zelle*
Herpes: *Zelle, Lippenbalsam**
Herz, allgemein: *Herz, Licht, Pfad, Lach. H., Trän. H., Weisheit, Wiege*
· öffnet Herz für Neuanfang am

Geburtstag: *Herz*
· akute Herzbeschwerden: *Herz*
· Angst: *Herz, Helper, Solar*
· Beklemmung: *Herz*
· Beschwerden durch finanzielle Sorgen: *Lach. Herz, Princess*
· Brennen: *Herz, Weisheit*
· Bypass: *Herz*
· Durchblutungsstörungen: *Herz, Zelle*
· Enge (Angina pectoris): *Herz*
· Kontakt, fehlender zum eigenen: *Weisheit*
· Fehler, angeboren: *Herz, Pfad*
· Flattern: *Herz, Lach. Herz*
· gebrochen, wie: *Jacumbo*
· hören auf sein Herz, Schwierigkeiten beim: *Weisheit*
· Impfschädigung: *Herz, Moorfee (Salbe), Wiege*
· Infarkt: *Herz, Zelle*
– Prophylaxe: *Herz*
· Klopfen: *Herz, Trän. Herz*
· Kranzgefäße, Verengung der: *Herz, Zelle*
· Loch im Herzen: *Herz, Pfad*
· Luft drückt auf das: *Herz, Solar*
· Myokarditis: *Herz, Lach. Herz, Zelle*
· nimmt sich alles sehr zu: *Herz, Princess*
· Ödeme: *Herz, Wiege*
· Rhythmusstörungen: *E-Smog, Herz, Lach. Herz, Magnet, Trän. Herz*
· Schmerzen: siehe Herz allgemein
· Schrittmacher: *Herz, Lach. H., Magnet*
· Schwäche, angeboren: *Herz, Pfad*
· Stärkung: siehe Herz allgemein
· Stiche mit Atemnot: *Medulla*
– feine: *Herz, Moorfee*
– messerartige: *Weisheit, Lach. Herz*
· Unruhe: *E-Smog, Herz, Moorfee*
· Vergrößerung, Sportlerherz: *Herz*
· Verletzung, seelische: *Herz, Wiege, Weisheit*
· Weisheit des Herzens, stärkt: *Weisheit*
· Zittern: *E-Smog*
Heuschnupfen: *Juwel, Licht, Leber, Trän. Herz*
· Augen tränend: *Juwel, Licht, Trän. Herz*
Hexenschuss: *Hüter, Magnet, Waldfee, Weisheit, Wurzel*
Hinterkopf, Schmerzen am: *Licht, Magnet, Medulla*
Hitze, Beschwerden durch Hitze und Sonne: *Herz, Solar, Sunrise*
· Wallungen im Klimakterium: *Kelch, Solar, Sunrise*
Hochleistungssportler: *Magnet, Medulla*
Höhe, Angst vor: *Juwel*
Hochsteigen, Atemnot beim: *Medulla*
Hochspannungsleitung: *E-Smog*
Höhe
· Atemnot: *Medulla*
· Angst vor: *Juwel*
Hörschwäche: *Strahl*
· -sturz: *E-Smog, Herz, Strahl*
Hoffnung, gibt: *Kelch, Pfad, Trän. Herz*
Hohlkreuz: *Hüter, Magnet, Solar*

homöopathische Mittel,
Überreaktion auf: *Herz*
Hornhautriss: *Knie*
· -narben: *Rad, Zelle*
Hüftgelenk
· Dysplasie, Luxation: *Magnet, Wurzel*
· Operation, nach: *Balsam, Leber, Magnet, Princess, Wiege, Wurzel*
Hühnerpest: *Tier*
Hühner-, Trichterbrust: *Herz, Magnet*
Hunderassen
· überzüchtete, angeborener Herzfehler: *Herz, Tier, Trän. Herz*
· trauriges Aussehen: *Trän. Herz*
Husten: *Herz, Kelch, Medulla*
· Keuchhusten: *Herz, Medulla*
· krampfartig: *Medulla*
· Pseudokrupp: *Herz, Strahl*
· Reiz im Hals: *Strahl*
· Schutz vor: *Kelch*
· ticartig: *Tier*
Halswirbelsyndrom: *Magnet*
Hypersensibilität, auf:
· Nahrungsmittel: *Juwel, Licht*
– impfbedingt: *Moorfee*
· Chemikalien: *Sunrise*
· Elektrosmog: *E-Smog*
Hypertonie: *Herz*

I

Immunsystem geschwächt: *E-Smog, Herz, Kelch, Leber, Moorfee, Tier*
· durch Medikamente: *Leber, Sunrise*
· Stress, Überanstrengung: *Kelch*
Impffolgen: immer *Moorfee*, weiter siehe einzelne Impfstoffe
· Abwehrschwäche: *Herz, Kelch, Moorfee, Tier*
· Alzheimer: *Juwel, Strahl*
· Allergien auf Nahrungsmittel: *Licht*
· anaphylaktischer Schock: *Herz*
· Arthritis: *Wiege*
· Asthma: *Herz, Licht, Moorfee, Pfad, Tier*
· Autismus: *Herz, Pfad, Wiege*
· Blockaden: *Juwel, Moorfee, Tier, Zelle*
· Depressionen: *Leber, Licht, Pfad, Wiege*
· Epilepsie: *Herz, Juwel, Rad*
· Erbrechen: *Leber, Sunrise*
· Gehirnschädigung: *Herz, Juwel, Rad, Zelle*
· Gleichgewichtsstörungen: *Juwel, Moorfee*
· Herzschädigung: *Herz, Wiege*
· Immunsystem: s. Abwehrschwäche
· Konvulsionen, Krämpfe: *Herz, Juwel, Rad*
· Lungenschwäche: *Kelch*
· Lähmungen: *Magnet, Waldfee*
· Luftnot: *Licht, Medulla*
· Mittelohrentzündung: *Strahl*
· Rheuma: *Wiege*
· Schwindel: *Juwel, Moorfee*
· Test: *Moorfee Salbe*
· der einzelnen Impfstoffe: *Ball, Herz, Juwel, Kelch, Leber, Magnet, Medulla, Moorfee, Rad, Tier, Wiege, Waldfee, Zelle*

– BCG: *Ball, Herz, Kelch, Moorfee*
– FSME: *Ball, Magnet, Moorfee, Strahl*
– Grippe: *Herz, Kelch*
– Hepatitis: *Leber*
– Keuchhusten: *Herz, Kelch, Medulla, Moorfee*
– Masern: *Herz, Juwel, Princess, Rad, Zelle*
– Polio: *Herz, Magnet, Medulla, Strahl, Tier, Waldfee*
– Röteln: *Wiege*
– Tetanus: *Juwel, Magnet, Tier, Strahl*

Implantat: *Wurzel, Zelle*
Infarkt
· Auge: *Licht, Zelle*
· Herz: *Herz, Zelle*
Infekt
· Anfälligkeit: *E-Smog, Herz, Kelch, Leber, Moorfee*
· langwierig: *E-Smog*
· Nasenneben-/Stirnhöhlen: *Juwel, Kelch, Leber*
Insekten
· Schutz vor: *Moorfee*
· -stiche/-bisse, Folgen: *Moorfee, Zelle, Salbe nach Zeckenbiss**
Instinkt, schärfen: *Tier, Rad*
Intellekt, Überbewertung des: *Ball, Pfad*
Ischias: *Magnet, Medulla, Hüter, Weisheit, Wurzel*
· Beschwerden wellenförmig: *Sunrise*

J

Jetlag: *Magnet*
Juckreiz: *Leber, Sunrise, Zelle*
· Anfälle in Wellen: *Sunrise*
· qualvoll: *Leber, Zelle*
· Schweiß, durch: *Solar, Sunrise*
· tierisch, unerträglich, kratzt sich wund: *Tier*

K

Kältegefühl, nierenbedingt: *Strahl*
Kaiserschnitt: *Herz, Leber, Rad, Zelle*
· Angst, vor: *Herz, Rad*
· Narbe: *Rad, Zelle*
kalte Füße: *Solar, Wurzel*
Kaltwetterfront: *Juwel*
Karies: *Zelle*
Karpaltunnelsyndrom: *Magnet, Waldfee*
Kastration: *Kelch, Rad, Tier, Zelle*
Katarakt (Grauer Star): *Licht*
Katastrophe, Krieg: *Pfad, Princess*
Kater, nach Alkoholgenuss: *Herz, Leber*
Kaufsucht: *Tier*
Keloid (Narbenwucherung): *Zelle*
Keuchhusten: *Herz, Medulla*
· -impfung, Folgen: *Herz, Kelch, Medulla, Moorfee*
Kiefer
· Anspannung, Klappern: *E-Smog, Magnet, Strahl, Tier*
– durch Atlasfehlstellung: *Licht*
· eng: *Hüter, Magnet, Strahl, Weisheit*

· Knochenschwund: *Jacumbo, Wurzel, Zelle*
· Schmerzen: *E-Smog, Strahl*
· Zahnfehlstellung: *Hüter, Magnet, Strahl, Weisheit*
Kiefergelenkentzündung: *Strahl*
Kinder
· Ablehnung durch Eltern: *Herz*
· Befruchtung, künstl.: *Herz, Kelch*
· eigensinnige: *Ball, Tier*
· Extrawurst, wollen: *Ball*
· Herzfehler: *Herz, Pfad*
· Fluortabletten, Folgen von: *Pfad*
· nicht laufen wollen, aus Angst zu fallen: *Herz*
· Rhythmusgefühl fehlend: *Ball*
· sensibel: *Herz*
· sensitiv, zu offen: *Ball*
· tanzen aus der Reihe: *Ball, Tier*
· tuberkulinische: *Ball, Kelch*
· unfallgefährdet: *Ball, Princess*
· unruhige: *Ball, Herz, Tier*
· Verhaltensauffälligkeiten: *Ball, Herz, Leber, Tier*
· Verletzungsneigung: *Ball, Princess*
· Wahrnehmung erhöht: *Ball*
Klarheit fehlende: *Licht*
Klatschsucht: *Herz, Strahl, Tier*
Klavierspielen, fördert Fingerfertigkeit: *Wiege*
Klimakterium, Hitzewallung: *Kelch, Solar, Strahl, Sunrise*
Kloß im Hals: *Strahl*
Klumpfuß: *Magnet, Wurzel, Zelle*
Knechtschaft: *Wiege*
· des Geldes, befreit von: *Lach. Herz*
Knie
· Arthrose: *Knie, Magnet, Wiege, Zelle*
· Morbus Osgood Schlatter: *Knie*
· Schmerzen: *Knie, Wiege*
· Verletzungen, Wunden: *Knie, Princess, Zelle*
Knochen
· Bruch: *Balsam, Jacumbo, Princess*
· Haarriß: *Jacumbo*
· -haut, Prellungen: *Jacumbo*
· Metallplatte nach Brüchen, Schmerzen: *Princess*
· Tbc, Wirbelsäule: *Magnet*
· Schwund, Kiefer: *Jacumbo, Wurzel, Zelle*
Knorpel: *Knie, Wiege*
Knoten
· Brust: *Mama*, Zelle*
· Schilddrüse: *Strahl, Zelle*
· Darm: *Solar, Zelle*
Kohlenmonoxydvergiftung: *Medulla*
Kollapsneigung: *Herz*
Koma: *Herz, Medulla*
Kommunikation, fördert: *Strahl, Waldfee*
Konditionierung, befreit von: *Waldfee*
Konfliktverdrängung: *Solar, Wiege*
Konisation, nach: *Kelch, Zelle*
Kontakt zum eigenen Herzen, fördert: *Weisheit*
· -allergie (Chemikalien, Kleidung): *Sunrise*
Kontemplation, unterstützt: *Juwel, Weisheit*

Kontraktur der Sehnen: *Waldfee*

Kontrolle
· Kontrollzwang: *Tier*
· wirkt entgegen: *Hüter*

Konvulsionen nach Impfungen: *Herz, Juwel, Moorfee, Rad*

Konzentrationsstörungen: *Ball, Balsam, E-Smog, Herz, Juwel, Magnet, Strahl*

Koordinationsstörungen durch **Gehirntrauma**: *Princess*

Kopf
· Aneurysma: *Ball*
· Druck auf den, angstauslösend: *Ball, Pfad*
· –lastigkeit: *Ball, Pfad, Rad*
· Läuse: *Moorfee*
· –rechnen: *Juwel, Princess*
· Leeregefühl, im: *Juwel*

Kopfschmerzen:
Ball, E-Smog, Juwel, Leber, Licht, Magnet, Medulla, Pfad, Princess, Solar, Sunrise, Waldfee

Kopfschmerzen ausgehend von:
· Atlas: *Licht*
· Gehirn, bei Tiefdruck, als ob Nebelbänke im Kopf hängen: *Juwel*
· Halswirbeln (s. auch Atlas): *Magnet*
· Hinterkopf, Ziehen bis in Stirn: *Princess*
· Scheitel, Druck: *Ball, Pfad*
· Schläfen: *Hüter, Juwel, Leber*
· Stirn: *Juwel, Sunrise*

Kopfschmerzen, Art der:
· denken fällt schwer: *Princess*
· drückend: *Juwel, Pfad, Princess, Solar*
· einseitig: *Juwel*
· Kopf wie geteilt: *Princess*
· kranzförmig um den Scheitel: *Wiege*
· migräneartig: *Ball, Juwel, Leber, Licht, Magnet, Princess, Sunrise*
· qualvoll: *Leber*
· Schwindel, mit: *Juwel, Moorfee, Princess*
· Sehvermögen beeinträchtigt: *Licht, Princess*
· stechend: *Moorfee*
· tierisch: *Tier*
· Übelkeit, mit: *Juwel, Leber, Waldfee*
· unerträglich: *Balsam, Juwel, Leber, Tier*
· wandernd: *Balsam*
· wellenartig, drückend: *Sunrise*

Kopfschmerzen, durch:
· Arbeit, geistige: *Juwel, Pfad*
· Bildschirmarbeit: *E-Smog, Magnet*
· Elektrosmog: *E-Smog*
· Föhn: *Wiege*
· Gehirnerschütterung: *Licht, Princess*
· Halswirbelsäule verschoben: *Magnet*
· Kaltwetterfront: *Juwel*
· Kieferfehlstellung: *Strahl, Weisheit*
· Kopfverletzung: *Licht, Magnet, Pfad, Princess, Wiege*
· Kummer: *Herz*
· leberbedingt: *Leber*
· Schädel-Hirn-Trauma: *Licht, Princess*

· Schädelknochen verschoben: *Jacumbo, Pfad, Princess*
· Schleudertrauma: *Magnet, Hüter, Zelle*
· Schneefall: *Juwel, Wiege*
· Schule: *Juwel, Pfad*
· Sonne: *Solar*
· Stress: *Herz, Kelch*
· Wetter, kaltes: *Juwel*
· Wetterwechsel (kalt auf warm): *Wiege*

Kopfverletzung verursacht:
· Erbrechen: *Leber, Princess*
· Migräne: *Licht, Magnet, Princess*
· Lernblockade: *Juwel, Magnet, Princess*
· Schwindel: *Juwel, Leber, Princess*
Körperlosigkeit, Gefühl der: *Rad*
Krachen der Gelenke: *Magnet, Wiege*
Kräftehaushalt, wird aufgebaut in der Genesung: *Magnet, Zelle*
kräftezehrende
· Gewohnheiten: *Tier*
· Krankheiten: *Magnet, Zelle*
Kraftlosigkeit: *Magnet*
· im Bein, durch Borreliose: *Moorfee, Zelle*
Krampfadern: *Leber, Princess, Venensalbe*
· Antibabypille, durch: *Leber, Princess*
Krämpfe
· Beine, Waden: *Knie, Solar, Wurzel*
· Blase: *Kelch*
· Epilepsie: *Herz*
· Impffolge: *Herz, Juwel, Moorfee*
Krankheitsprozesse, degenerative: *Zelle*
Krankheitszustände, schwere chronische: *Herz, Leber, Solar, Strahl, Zelle*
Kränkungen
· chronische: *Lach. Herz*
· hilft zu verzeihen: *Herz, Wiege*
Kreativität
· fördert: *Ball, Herz, Juwel, Tier, Waldfee*
· Verlust der: *Ball*
Krebs, unterstützend bei: *Herz, Hüter, Leber, Solar, Strahl, Zelle*
· Brust: *E-Smog, Mama*, Zelle*
· kein Vertrauen in Selbstheilungskräfte: *Pfad*
Kreislaufprobleme: *Herz*
· durch Sonne u. Hitze: *Herz, Solar*
Kribbeln, in den Extremitäten: *Magnet, Waldfee*
Kriegstraumen: *Pfad, Princess*
Krise, Weg aus der: *Helper, Leber, Pfad*
Kritiksucht: *Pfad*
Krupphusten: *Herz, Strahl*
Kummer: *Herz, Rad, Solar, Trän. Herz, Wiege*
Kündigung, Angst vor (siehe Mobbing): *Pfad, Solar*
Kunstdünger, Vergiftung durch: *Leber, Sunrise, Tier*
künstlerisches Schaffen, aktiviert: *Ball, Herz, Juwel*

künstliche Befruchtung: *Herz, Kelch*
Kunstturnen, unterstützt Beweglichkeit: *Wiege*
Kurzatmigkeit: *Herz, Medulla*
Kurzsichtigkeit: *Juwel, Licht*
Kyphose (Rundrücken): *Herz, Magnet, Pfad*
· Kummer, durch: *Herz*

L

Lachen, verlernt: *Herz, Lach. Herz*
Lähmung
· Beine: *Magnet, Schutz*
· Gesichtsnerven: *Magnet, Strahl, Waldfee*
· Polio Impfung, nach: *Magnet, Medulla, Moorfee, Waldfee*
· rückenmarksbedingt: *Hüter, Magnet, Waldfee*
· Schlaganfall, nach: *Juwel, Magnet, Pfad, Schutz, Waldfee, Zelle*
Lampenfieber: *Helper, Solar*
Laufen
· Angst, zu lernen: *Herz, Princess*
· Angst, den nächsten Schritt zu machen: *Schutz*
· Angst, zu lernen durch Schwäche in Beinen: *Magnet*
Läuse: *Moorfee*
Leben(s)
· Abschnitt, neuer und schwieriger: *Pfad, Rad*
· –prüfung: *Solar*
· Wunsch, verwurzelt zu sein: *Wurzel*
· –überdruss, –müde: *Trän. Herz*
Leberbeschwerden: *Leber*
· Entzündung/Hepatitis: *Leber, Zelle*
· Fettleber: *Leber, Zelle*
· Kopfschmerzen bedingt durch: *Leber*
· Zirrhose: *Leber, Solar, Zelle*
· Zyste: *Leber, Zelle*
Leberchakra, reinigt: *Leber*
Lebensmittel
· Allergie: *Juwel, Moorfee, Licht*
· belastet: *Leber, Sunrise*
· Vergiftung: *Leber, Sunrise*
Leeregefühl im Kopf: *Juwel*
Legasthenie: *Juwel, Strahl*
Leidenschaft, zu stark: *Solar, Tier*
Leistung(s)
–abfall, geistig: *Herz, Pfad, Strahl*
–abfall, körperlich: *Magnet*
· –druck: *Kelch*
· –sportler: *Magnet, Medulla*
Lernprobleme: *Ball, Herz, Juwel, Magnet, Solar, Strahl*
· Angst, Neues zu lernen: *Herz, Solar*
· Blockade durch Kopfverletzung: *Licht, Magnet, Princess*
· impfbedingt: *Moorfee*
· Lese-Rechtschreib-Schwäche: *Juwel*
· Motivationsmangel: *Strahl*
· Prüfungsangst: *Helper, Solar*
· Schwäche, körperliche: *Magnet*
· Wirbelsäulenfehlstellung: *Magnet*
Libido
· verringert: *Kelch, Leber, Wurzel*
· zu sehr gesteigert: *Tier*
Licht

· -blitze: *Augenwohlsalbe*, Rad*
· -empfindlichkeit: *Licht, Rad*
Lider, Schwellung: *Trän. Herz*
Liebeskummer: *Herz, Pfad, Wiege*
· mit Schlaflosigkeit: *Herz, Princess*
Liebesleben, unerfülltes: *Herz, Leber, Wurzel*
Lipom: *Zelle (Zellsalbe)*
Lippen
· bläulich: *Herz*
· rauh, rissig: *Lippenbalsam*, Zelle*
Lispeln: *Strahl*
Loch im Herzen: *Herz, Pfad*
Logopädie, unterstützend: *Herz, Pfad, Solar, Strahl*
Lordose (Hohlkreuz): *Magnet*
Loslassprozess, unterstützend: *Balsam, Pfad, Tier, Rad*
Lösungsmittelvergiftung: *Leber, Medulla*
Luftikusse, unruhige Kinder: *Ball, Wurzel*
Luftverschmutzung: *Medulla*
Lunge
· Asthma: *Herz, Kelch, Medulla, Pfad*
– durch Schimmel: *Juwel*
· Atelektasen (Zusammenfallen der Lunge): *Herz, Medulla*
· Entzündung (Pneumonie): *Herz, Kelch*
· Kummer, durch: *Herz*
· Husten: *Herz*
· Keuchhusten: *Herz, Medulla*
· Krupphusten: *Herz, Strahl*
· Ödem: *Lach. Herz, Medulla*
· Rippenfellentzündung: *Princess*
· Risse: *Knie, Princess*
· Schleim in der: *Medulla*
· Schwäche, verursacht durch Impfung: *Kelch*
· Stichverletzung: *Princess*
· stressbedingt: *Kelch*
· Volumen zu klein: *Hüter*
· Wasser durch Verschlucken: *Medulla*
Luxation, Hüfte: *Magnet*
Lymphknotenschwellung: *Wiege, Hüter, Zelle*

M

Macht der Gewohnheit, überwinden: *Tier*
Machtmissbrauch: *Leber, Tier*
Magen
· empfindlicher: *Solar*
· -geschwür: *Solar*
· Infekt, verursacht durch Stress: *Kelch*
· -krämpfe, nach Impfung: *Leber, Moorfee, Solar*
· Schmerzen: *Balsam, Leber, Solar*
· Übelkeit, durch zu viel Süßigkeiten: *Leber, Sunrise*
· überlasteter: *Solar*
· verdorbener: *Sunrise*
Magen-Darm-Infekte: *Leber, Solar, Sunrise, Kelch*
· Prophylaxe, bei gestressten Menschen: *Kelch*
Makuladegeneration: *Knie, Licht, Zelle*
Malaria, indirekte Prophylaxe: *Kelch,*

Moorfee, Leber
Mandel(n)
· Entfernung, danach Schild-drüsenprobleme: *Hüter*
· Entzündung: *Strahl*
Manipulation, Schutz vor: *Balsam, Tier, Schutz,*
Marathonläufer: *Magnet, Medulla*
Masern
· Ausschlag, juckend: *Kelch, Zelle*
· nach Impfung: *Herz*
Maßlosigkeit: *Solar*
materieller Besitz, Überbewertung: *Lach. Herz, Princess*
Mathematik, Schwierigkeit in: *Juwel, Princess*
Medikamente
. Abhängigkeit: *Pfad, Tier*
· Nebenwirkungen, Folgen: *Leber*
Meditation: *Juwel, Schutz, Strahl, Weisheit*
Meniskus: *Knie, Magnet, Straffungs-salbe*, Wiege*
· Operation: *Knie, Zelle*
Menstruation
· Blutung, reichliche: *Kelch, Sunrise*
· Schmerzen, heftige nach Impfung: *Kelch, Moorfee*
Merkfähigkeit, erhöhen: *Juwel*
Messie: *Jacumbo, Waldfee*
Metallplatte, nach Knochenbruch: *Princess*
Miasma, Bezug zur
· Carcinose: *Hüter*
· Tuberculose: *Ball, Kelch, Medulla*
Migräne: *Ball, Juwel, Leber, Licht, Magnet, Pfad, Princess, Sunrise*
· ausgehend v. Nacken: *Magnet*
· nach Kopfverletzung: *Juwel, Leber, Pfad, Princess*
· nach Schleudertrauma: *Licht, Magnet, Pfad, Princess,*
· wellenförmige Beschwerden: *Sunrise*
Milchschorf: *Pfad*
Milchstau: *Herz*
Milchzähne, lösen sich leichter: *Rad, Wurzel*
Milz: *Leber, Solar*
Minderwertigkeitsgefühle: *Herz, Solar*
· durch sozialen Status: *Wiege*
Missbrauch von: *Tier*
· Alkohol: *Herz, Leber, Pfad, Tier, Wiege*
· Macht: *Leber, Solar, Tier*
· Mensch und Tier: *Tier*
· Natur: *Trän. Herz*
· sexueller: *Kelch, Princess, Tier*
· Talenten, wird verhindert: *Tier*
Mitgefühl, erwecken: *Herz, Rad, Schutz*
Mobbing: *Tier*
Mobilfunkmasten: *E-Smog*
Morbus
· Bechterew: *Hüter, Magnet, Waldfee*
· Osgood Schlatter: *Knie*
· Scheuermann: *Magnet*
Schlattermann, Morbus: *Knie*
Motivation, erhöhen: *Strahl*
Mouches volantes: *Moorfee, Licht*

Müdigkeit, chronische: *E-Smog, Hüter, Leber, Magnet*
· durch Nahrungsmittelunverträglichkeit: *Licht*
Multiple Sklerose: *Hüter, Magnet, Moorfeesalbe, Waldfee*
Mund
· Aphthen: *Zelle*
· Geruch, schlechter: *Leber*
· Schleimhäute, geschwollen, trocken: *Licht, Sunrise, Waldfee*
Musik, fehlendes Rhythmusgefühl: *Ball*
Muskel
· -kater, auch vorbeugend: *Wiege*
· -riss: *Knie*
· -schmerz: *Leber*
· -verspannung: *E-Smog, Wiege*
Mut-Tropfen: *Herz*
Myokarditis: *Herz, Lach. Herz*
Myom: *Kelch, Zelle*

N

Nabel
· -beschwerden: *Solar*
· -bruch: *Jacumbo*
· -pflege bei Säuglingen: *Solar*
· -schnur um den Hals: *Medulla, Rad, Strahl*
· -chakra, Reinigung: *Solar*
Nachtblindheit: *Licht*
· -wachen: *Ball, Magnet, Rad*
Nacken
· Atlasfehlstellung: *Licht*
· -schmerzen: *Balsam, Leber, Licht, Magnet, Waldfee*
· -steifigkeit: *Knie, Leber, Magnet, Wiege, Waldfee*
· -verspannung, durch psychische Belastung: *Lach. Herz*
Nagel
· Beißen der Nägel: *Tier*
· -bettentzündung: *Hüter, Waldfee, Wurzel, Zelle*
· brüchiger: *Zelle*
· -pilz: *Weisheit, Zelle*
Nahrungsaufnahme, Verweigerung der: *Herz, Solar*
Nahrungsmittel
· -unverträglichkeit: *Bauchwohlsalbe*, Bonding*, Juwel, Leber, Licht, Solar*
· vergiftung: *Leber, Sunrise*
Narben
· Aufbrechen der: *Zelle*
· entstörend: *Rad, Zelle*
· Hornhaut, auf: *Rad, Zelle*
· Kaiserschnitt, nach: *Rad, Zelle*
· Keloid: *Zelle*
· Netzhaut, auf: *Licht, Rad, Zelle*
· Taubheitsgefühl: *Hüter, Rad, Zelle*
Narkose, Betäubungsmittel: *Herz, Medulla*
Nase(n): *Juwel, Hüter*
· -bluten: *Herz, Juwel*
· -nebenhöhlenentzündung: *Juwel, Kelch*
· -septum, zu eng: *Hüter*
· -scheidewand-OP: *Hüter, Juwel, Kelch, Zelle*
· -spitze, kalt: *Solar*

· verstopft: *Juwel*
· -wurzel: *Hüter, Wurzel*
Natur, tiefe Verbindung: *Hüter, Trän. Herz, Waldfee*
· -geistern, Verbindung zu: *Helper, Trän. Herz*
Negative(r) Beeinflussung, Schutz vor: *Balsam, Rad, Schutz, Tier*
Nerven
· Atrophie: *Zelle*
· -beruhigung: *E-Smog, Helper, Herz, Solar*
· -krieg mit Geliebten: *Herz*
· Schmerzen: *Balsam, Magnet, Moorfee, Waldfee*
– nach Impfung: *Moorfee* auch *Salbe*
· Schwäche: *Solar*
· Verletzungen: *Balsam, Schutz*
· Taubheitsgefühl: *Medulla, Waldfee, Zelle*
Nervosität: *E-Smog, Solar*
Neubeginn, unterstützend: *Hüter, Pfad, Schutz*
· Neuorientierung: *Pfad, Rad*
· Situation, Angst vor neuer: *Herz, Solar, Strahl*
Neugeborene
· Atemstillstand: *Herz, Medulla*
· Gelbsucht, auch Prophylaxe: *Leber*
· Koliken: *Solar*
· Lungen nicht ausgereift: *Knie*
Neuralgie: *Balsam, Magnet, Waldfee*
Neurodermitis: *Herz, Leber, Sunrise, Tier, Zelle*
· nach Impfung: *Moorfee*
· Juckreiz, quälend: *Leber*
· – tierisch, unerträglich, kratzt sich blutig: *Tier*
· – wellenförmig: *Sunrise*
Neurose: *Helper*
Nieren: *Strahl*
· -entzündung: *Strahl*
· -schmerzen: *Strahl*
· -schwäche: *Strahl, Trän. Herz*
· -schwäche (Dialyse): *Hüter, Strahl*
· -steine: *Strahl*
Niesen: *Juwel*
Nikotinsucht: *Leber, Tier*
Noro-Virus, auch Prophylaxe: *Kelch, Leber, Solar, Sunrise*
Notfallsituationen: *Herz, Balsam, Helper*
· psychische: *Helper*
· Herzbeschwerden: *Herz, Trän. Herz*
· Schmerz, Verletzung: *Balsam, Herz*
· Schock, Schreck: *Ball, Herz*
Null-Bock-Syndrom: *Pfad, Strahl*

O

Obst, Abneigung gegen: *Wiege*
Obstipation, Verstopfung: *Hüter, Leber, Solar*
Ödeme
· Gehirn: *Princess, Wiege*
· Gelenke: *Wiege*
· herzbedingte: *Herz, Leber, Wiege*
· Lunge: *Lach. Herz*
offenes Bein: *Leber, Trän. Herz, Zellsalbe spezial*
Ohnmacht, auch Prophylaxe: *Herz,*

Medulla
Ohr(en), allgemein: *Strahl*
· -beschwerden durch Kummer: *Herz*
· -geräusche: *Juwel, Herz*
· Hörschwäche: *Strahl*
· -sausen, -summen: *E-Smog, Herz, Juwel, Strahl*
· -schmerzen: *Balsam, Leber, Strahl*
· verstopft: *Juwel, Strahl*
Onanie: *Tier*
Operation: *Zelle, Zellsalbe*
· Bruch: *Jacumbo*
· Nasenscheidewand: *Hüter, Juwel, Kelch, Zelle*
· Organtransplantation: *Herz, Hüter, Leber, Zelle*
· Polypen: *Juwel, Kelch, Zelle*
· Schmerzen: *Balsam, Herz, Leber*
· Sterilisation, Kastration: *Tier*
· Trauma: *Herz, Leber, Princess, Rad, Zelle*
· Unterleib: *Rad, Kelch, Tier, Zelle*
· Wundheilung, Förderung der: *Zelle*
Opfer von
· Katastrophen: *Pfad*
· Mißbrauch: *Balsam, Tier*
· -rolle: *Balsam, Tier*
Orchester und Chor, fehlender Einklang: *Ball*
Ordnung und Struktur: *Helper, Jacumbo, Knie, Princess, Waldfee*
· Anerkennen einer höheren: *Hüter*
Organtransplantation: *Herz, Hüter, Leber, Zelle*
Orientierungslosigkeit: *Pfad*
· bei Demenz: *Juwel*
Osteoporose: *Jacumbo, Wurzel, Zelle*

P

Panik
· -attacken: *Herz, Solar, Helper*
· Schlaflosigkeit bei Kindern: *Herz*
Pankreas: *Leber, Magnet, Solar*
Papillome: *Kelch, Zelle*
Parodontose: *Hüter, Jacumbo, Leber, Wurzel, Zelle*
Partner, besserer Einklang mit: *Herz, Wurzel*
Paukenhöhlenerguss: *Strahl, Zelle*
PC-Arbeit, Schutz: *E-Smog, Magnet*
PDA (Periduralanästhesie): *Medulla*
Perfektionismus: *Jacumbo*
Periode, siehe Menstruation
Pestizidvergiftung: *Leber, Sunrise, Tier*
Pferde, Angst vor Transport: *Helper, Tier*
Pflege, Gesicht und Haut: *Herz, Zellsalbe, Entspannen. Gesichtscreme**
Platz, den eigenen finden: *Pfad, Wurzel*
Photonenstrahlen, Schutz vor: *Magnet, Zelle*
Pilzerkrankungen: *Weisheit, Zelle*
· Soor: *Moorfee, Weisheit, Zelle*
Pneumonie: *Herz, Kelch*
· Kummer, durch: *Herz*
Pneumothorax: *Princess*
Polio Impfung, Folgen von: *Herz, Knie, Magnet, Medulla,*

Moorfee Salbe, Waldfee
· Unfruchtbarkeit: *Magnet*
Polypen: *Hüter, Juwel, Kelch, Zelle*
Potenzschwäche, leberbedingt: *Leber*
Prellungen: *Princess*
· Gelenke: *Knie, Princess*
· Knochenhaut: *Jacumbo*
Presswehen, ausbleibend: *Kelch, Wurzel*
Prinzessinnenchakra: *Princess*
Prophylaxe, Schutz vor:
· Blähungen: *Solar*
· Cholera: *Sunrise*
· Dammriss: *Knie, Straffungssalbe**
· Grippe: *Herz, Kelch, Leber*
· Herzinfarkt: *Herz*
· Husten: *Herz, Kelch*
· Infekten: *Kelch, Tier*
– nach Ärger: *Leber*
· Insektenstichen: *Moorfee*
· Kniegelenk, künstliches: *Knie, Magnet, Wiege*
· Magen-Darm-Infekt: *Kelch, Solar*
· Malaria: *Kelch, Leber, Moorfee*
· Muskelkater: *Wiege*
· Neugeborenengelbsucht: *Leber*
· Noro-Virus: *Leber, Solar, Sunrise*
· Operationen von Brüchen: *Jacumbo*
· Schlaganfall: *Ball, Juwel, Pfad*
· Stress: *Herz, Kelch*
· Unfällen, Verletzungen: *Princess, Schutz*
Prostata: *Kelch, Wurzel, Zelle*
Prüfungssituationen: *Helper, Solar*
Pseudokrupp: *Herz, Medulla, Strahl*
Psoriasis: *Balsam, Herz, Leber, Sunrise, Zelle*
Psychiatrie, Angst, vor Einlieferung: *Helper*
psychischer Druck, Stress: *Helper, Kelch, Leber,*
Psychose: *Helper*
Pubertätsprobleme: *Knie, Pfad, Solar*

Q

Qualen, seelische und körperliche: *Balsam, Leber, Tier, Wiege*
Qualzüchtung, tränende Augen bei Hunden: *Trän. Herz*
Quecksilberausleitung: *Hüter, Leber, Strahl, Sunrise*
Querschnittslähmung: *Magnet, Waldfee*
Quetschung: *Princess, Zelle*

R

Radioaktivität, Schutz vor: *Magnet*
· Bestrahlung, Verbrennungen: *Zelle*
· Depression: *Magnet*
· Übelkeit: *Leber*
· Vergiftung: *Leber, Magnet*
Rassendiskriminierung: *Wiege*
Rauchen
· Entgiftung: *Hüter, Leber, Princess, Zelle*
· Entwöhnung, standhaft bleiben: *Medulla, Pfad, Tier*
rauhe Lippen, Haut: *Zelle, Lippenbalsam**
Räuspern, ständiges: *Strahl*

Rechenschwäche: *Juwel, Princess*
rechts und links verwechseln: *Juwel*
Recycling Essenz: *Hüter*
Regelblutung, siehe Menstruation
Regeneration der Zellen: *Zelle*
Reinigung
· Becken: *Kelch, Wurzel*
· von Fremdblut: *Hüter*
· Räume: *Rad*
Reisefieber: *Solar*
· -übelkeit: *Leber, Solar*
Reißen (siehe Risse), **Gewebe:** *Knie*
Reizbarkeit: *Leber, Tier*
Restless legs (unruhige Beine): *Knie, Magnet, Solar, Wurzel*
Rheuma: *Hüter, Magnet, Waldfee, Wiege, Wurzel*
· Gelenke: *Hüter, Sunrise, Wiege*
· Schmerz, stechend: *Hüter, Moorfee*
· Schmerz, wellenförmig: *Sunrise*
Rhythmus
· Babys/Kinder finden keinen: *Ball, Wurzel, Rad*
· fehlt, Chor, Gruppe, Orchester: *Ball*
· Herz, unregelmäßig: *Herz, Magnet*
· Störung im Schlaf-Wach-: *Ball, Magnet*
Rippen
· Brüche: *Jacumbo, Princess*
· -fellentzündung: *Princess*
· Schmerzen: *Balsam, Hüter*
· Verletzungen: *Princess*
Risse: *Knie*
· Bindegewebe: *Straffungssalbe**
· Damm: *Knie, Straffungssalbe**
· Gelenkkapsel: *Knie, Princess*
· Haarriß, Knochen: *Jacumbo, Knie*
· Haut: *Leber, Straffungssalbe*, Zelle*
· Lippen: *Zelle*
· Lunge: *Knie*
· Meniskus: *Knie*
Ritalin, Entzug von: *Herz, Medulla, Solar, Strahl, Tier*
Rivalität, in Familie: *Herz, Leber, Tier*
Roemheld-Syndrom: *Herz, Solar*
Röntgenstrahlen, Schutz vor: *E-Smog, Magnet*
Röte, im Gesicht: *Herz*
Rotweintrinken, gewohnheitsmäßiges: *Princess*
Rückenschmerzen: *Hüter, Magnet, Medulla, Waldfee*
· Brustwirbelsäule: *Herz, Magnet, Lach. Herz*
· Geburt, bei: *Magnet*
· Kummer, durch: *Herz*
· psych. Belastung, durch: *Lach. Herz*
· Rückenmarksnerven entzündet: *Magnet, Waldfee*
· Sakrum, Steißbein: *Wurzel*
· Verletzung: *Magnet, Princess*
Rundrücken (Kyphose): *Herz, Magnet, Pfad*

S

Sakral-, Sexualchakra: *Kelch, Magnet, Tier*
Salmonellen: *Leber, Solar, Sunrise*
Sänger, blockierte Stimme: *Hüter, Kelch, Medulla, Strahl*

Säugling
· Koliken: *Solar*
· Schwitzen beim Flaschetrinken: *Solar*
· Verweigerung der Brust: *Herz*
Sauerstoffaufnahme im Blut, verbesserte: *Hüter*
Schädel-Hirn-Trauma: *Jacumbo, Licht, Medulla, Princess*
Scheidenpilz: *Weisheit*
Scheitel-/Kronenchakra: *Pfad*
· Hautauschlag am: *Pfad*
· Kopfschmerzen: *Pfad*
· kranzförmig um: *Wiege*
Scheuermann, Morbus: *Magnet*
Schichtarbeit, Folgen von: *Ball, Magnet*
Schicksal, hadern mit: *Ball, Pfad, Rad*
· -schläge: *Herz, Pfad, Rad, Wiege*
Schiefstellung
· Füße: *Magnet*
· Hals: *Schutz, Strahl, Waldfee*
· Zähne: *Magnet, Strahl*
Schielen: *Juwel, Licht*
· nach Impfung: *Moorfee*
Schilddrüse: *Hüter, Schutz, Strahl*
· Knoten: *Strahl, Zelle*
· Zyste: *Zelle*
Schimmel, Allergie: *Juwel, Leber*
· Asthma, Atemnot: *Juwel*
Schizophrenie: *Helper*
Schlafapnoe: *Medulla*
Schlafstörungen allg.: *Herz, Leber, Pfad, Princess, Solar, Weisheit*
Schlafstörungen durch:
· Belastung und Kummer: *Herz*
· Elektrosmog: *E-Smog*
· Grübeln: *Pfad, Princess*
· herzbedingt: *Herz*
· leberbedingt: *Leber*
· gestörten Rhythmus bzw. Schlaf-Wach-: *Ball, Magnet, Waldfee*
· Schlafmangel: *Magnet*
· Überessen: *Leber, Solar*
Schlaganfall: *Herz, Juwel, Pfad, Schutz, Strahl, Waldfee, Zelle*
Schleimhäute (s. Mund): *Zelle*
Schleudertrauma: *Magnet*
Schlottergelenke: *Knie, Princess*
Schluckbeschwerden: *Strahl*
Schmerzen: *Balsam, Herz, Leber, Tier*
· Augen: *Leber, Licht*
· Bauch: *Leber, Solar*
· Elektrosmog, durch: *E-Smog*
· Geburt: *Balsam*
· Gesicht: *Waldfee*
· Fußrist: *Waldfee*
· Hals: *Strahl*
· heftigste: *Balsam* und *Leber*
· Hüftoperation: *Balsam, Leber, Princess, Wiege, Zellsalbe*
· Knie: *Knie, Magnet, Wiege*
· Kopf, Schläfen/Stirn: *Juwel, Leber*
· Nacken, Genick: *Leber, Licht, Magnet, Waldfee*
· Nerven: *Waldfee*
· Nieren: *Strahl*
· Operation nach: *Balsam, Leber, Princess, Zelle*
· Periode: *Kelch*
· Phantomschmerz: *Jacumbo, Rad*

· quälende: *Leber*
· Rücken: *Magnet, Waldfee*
· Scheitel: *Pfad*
· Schulter: *Knie, Magnet, Wiege*
· stechende: *Hüter, Moorfee*
· tierische: *Tier*
· Wachstum, durch: *Balsam, Knie, Magnet*
· wandernde: *Sunrise*
· Wehen: *Sunrise*
· wellenförmige: *Sunrise*
· Zähne: *Balsam, Hüter, Strahl, Waldfee, Wurzel*
· Zahnung: *Hüter, Magnet, Strahl, Weisheit*
Schnarchen: *Medulla, Strahl*
Schnee:
· -blindheit: *Licht*
· -fall, Empfindlichkeit vorher: *Wiege*
Schnupfen: *Juwel*
· allergischer: *Kelch, Juwel, Leber, Trän. Herz*
· Fließ-, häufiges Niesen: *Juwel, Trän. Herz*
· Katarrh: *Juwel*
Schock allgemein: *Ball, Helper, Herz, Licht, Medulla, Princess*
Schock durch:
· Ertrinken: *Medulla*
· Geburt: *Herz*
· Impfungen: *Herz, Leber, Moorfee*
· Insektenstich: *Moorfee*
· Nahrungsmittel: *Licht*
· Würgen: *Medulla, Strahl*
Schreck: *Ball*
Schrift, unleserliche: *Schutz*
Schrunden, Risse: *Straffungssalbe*, Zelle*
Schüchternheit: *Herz, Solar, Strahl*
Schule
· Angst vor der: *Herz, Solar*
· Einfügen in Klassengemeinschaft: *Ball*
· Flüchtigkeitsfehler: *Schutz, Strahl*
· Kopfschmerzen: *Juwel*
· Lernschwierigkeiten: *E-Smog, Herz, Juwel, Solar, Strahl*
· Rechenschwäche: *Juwel, Princess*
· Schriftbild, verbessertes: *Schutz,*
Schulter(n)
· -gelenk, Abnutzung: *Knie*
· hängen herunter: *Herz, Magnet*
· -schmerzen: *Hüter, Magnet, Wiege*
· Überdehnung: *Princess*
Schuppenflechte: *Balsam*
· nach Impfung: *Moorfee*
Schüttelfrost: *Kelch, Solar*
Schutz, vor: *Schutz*
· Ausbeutung: *Balsam, Rad, Tier*
· Elektrosmog: *E-Smog*
· Energieräubern: *Balsam, Rad, Tier*
· Gewohnheiten, negativen: *Balsam, Tier*
· Manipulation: *Balsam, Rad, Schutz, Tier, Weisheit*
· Radioaktivität: *Magnet*
· Stress: *Herz, Kelch*
Schwäche: *Magnet*
· Beckenboden: *Kelch, Wurzel*
· Fußgelenke: *Princess, Schutz*
· Gedächtnis: *Juwel, Strahl*

· Immunsystem: *Kelch*
· zittrige, Unterzucker: *Herz, Solar*
Schwangerschaft(s): *Herz, Kelch, Leber, Solar*
· Ablehnung der: *Herz*
· Bauch wird hart: *Herz, Solar*
· Bauchmuskelbruch: *Jacumbo*
· Erbrechen: *Hüter, Leber*
· Erdung: *Wurzel*
· Kindsbewegungen, heftige: *Solar*
· Krampfadern in der: *Princess*
· Kreuzbein, Schmerzen: *Magnet, Wurzel*
· Schutz in: *Herz, Kelch, Leber, Solar*
· -streifen: *Jacumbo*
· -übelkeit: *Leber*
· übertragenes Kind: *Herz, Kelch*
· Vergiftung (Gestose): *Leber, Hüter*
· Wehen, vorzeitige: *Herz, Kelch, Solar*
· **Schwarzwerden vor den Augen:** *Herz*
Schweiß, schwitzen
· -bildung, übermäßige: *Solar*
· geruchsintensiver: *Tier*
· beim Trinken (Säugling): *Solar*
· -unterdrückung: *Moorfee*
Schwellung
· Füße, bei Hitze: *Solar, Wiege*
· Gelenke, ödematös: *Wiege*
· Lymphknoten: *Hüter, Zelle*
Schwermut: *Herz, Leber, Licht, Pfad, Trän. Herz*
Schwiegereltern, Probleme mit: *Herz*
Schwimmen, im Chlorwasser: *Sunrise*
· Angst vorm: *Medulla*
Schwindel: *E-Smog; Herz, Juwel, Licht, Magnet*
· Atlas bedingt: *Licht*
· Benommenheit, mit: *Pfad*
· Drehschwindel: *Juwel, Moorfee, Hüter*
· Herz bedingt: *Herz*
· Höhenschwindel: *Juwel*
· Impfung, nach: *Moorfee*
· Kopfschmerzen, mit: *Juwel, Princess*
· Migräne, mit: *Juwel, Leber, Licht, Magnet, Princess*
· Schwäche durch Fasten: *Herz, Solar*
Seelen, verlorene: *Rad*
seelische, -es
· Probleme, verursachen Asthma: *Pfad*
· Qualen: *Balsam, Leber, Tier, Wiege*
· Verletzungen: *Herz*
· Trauma: *Wiege*
Sehnen
· Riss: *Knie*
· -scheidenentzündung: *Princess, Wiege*
· überstreckt: *Princess*
· verkürzt: *Princess*
Sehnerv, Degeneration: *Licht, Zelle*
Sehstörungen: *Juwel, Magnet, Licht*
Selbstaufopferung: *Herz, Princess, Tier*
Selbstbestrafung, durch harte Therapien: *Pfad*
Selbstbewusstsein fehlt: *Pfad, Solar*
Selbsterkenntnis, verhilft zu: *Sunrise*
Selbstheilungskräfte
· aktiviert: *Herz, Kelch, Magnet, Tier*
· Vertrauen in die: *Pfad, Solar*

Selbstliebe: *Herz, Hüter, Pfad, Wiege*
Selbstmordgefahr: *Pfad, Trän. Herz*
Selbstüberschätzung: *Solar*
Selbstvertrauen, mangelndes: *Juwel, Solar*
Selbstzermarterung: *Leber*
Selbstzweifel: *Pfad, Solar*
Sensitivität
· erhöht die: *Ball*
· wird als Bürde empfunden: *Ball*
Seufzen: *Medulla*
Sexualchakra: *Kelch, Tier*
sexueller Missbrauch: *Tier*
Sicherheit, Bedürfnis nach: *Pfad, Solar*
Silbernitrattropfen, nach der Geburt in die Augen: *Licht, Rad*
Singen, förderlich beim: *Hüter, Kelch, Leber, Strahl,*
Sinusitis: *Juwel, Kelch*
sitzen, kann nicht ruhig: *Ball*
Skoliose: *Magnet, Waldfee*
Sodbrennen: *Leber, Solar*
Sommerekzem, bei Pferden: *Moorfee, Zelle*
Sommerzeit, Umstellung auf: *Ball*
Sonne(n) u. Hitze, Kreislaufkollaps: *Herz, Solar*
· -brand: *Zelle, Sonnenwohlsalbe**
· Schutz vor: *Solar, Sonnenwohllotion**
· Stürme, Beschwerden durch: *Magnet*
· Überempfindlichkeit, Licht, : *Licht*
Soor: *Weisheit, Zelle*
Sorgen: *Herz, Princess*
· wegen Arbeitslosigkeit: *Pfad*
· finanzielle: *Lach. Herz, Princess*
Folge: Herzbeschwerden: *Lach. Herz*
Folge: Schlaflosigkeit: *Princess*
· um die Umwelt, Natur: *Trän. Herz*
sozialer Status, fühlt sich minderwertig: *Wiege*
Spastik, nach Impfung: *Moorfee, Waldfee*
· spast. Bronchitis: *Herz, Medulla*
Spielsucht: *Tier*
Spinnenphobie: *Moorfee, Tier*
Sport
· Ausdauersport: *Magnet*
· Fußball: *Kelch*
· Golf: *Kelch, Wiege*
· Hochleistungs-: *Magnet, Medulla*
· Kunstturnen: *Wiege*
· Marathonlauf: *Magnet, Medulla*
· Tennis: *Wiege*
· Yoga, Gymnastik: *Wiege*
Sportlerherz: *Herz*
Sprachstörungen: *Herz, Solar, Strahl*
· -entwicklung, verzögert: *Herz, Princess, Solar, Strahl*
· undeutliche Artikulation: *Herz, Pfad, Solar, Strahl*
Sprechen
· Angst, in der Gruppe: *Juwel, Solar, Strahl*
· atemloses: *Medulla*
· Nichtkönnen, Kinder: *Herz, Princess*
· undeutlich: *Herz, Pfad, Solar, Strahl*
Spuk, Geister: *Rad*
Stagnation, verhindert das Vorwärtsgehen: *Knie, Schutz, Rad*
Standfestigkeit: *Wurzel*

Stärkung
· Abwehrkräfte: *Kelch*
· Arterienwände: *Herz, Hüter, Jacumbo, Zelle*
· Herz: *Herz, Weisheit*
· nach Krankheit: *Magnet, Zelle*
Starre
· Festhalten an:
– alten Denkmustern: *Knie, Waldfee*
– alten Dingen: *Waldfee*
· Starrsinn: *Herz, Strahl, Tier*
Stauballergie: *Juwel*
Steifheit
· Gelenke: *Knie, Waldfee, Wiege*
· Genick: *Leber, Magnet, Wiege*
· Wirbelsäule: *Hüter, Magnet, Waldfee, Wiege, Wurzel*
Steißbein: *Magnet, Wurzel*
Stenokardie: *Herz*
Sterbeprozess, Begleitung im: *Herz, Rad, Sunrise*
Sterilisation: *Kelch, Tier, Rad*
Stich
· Insekten: *Moorfee, Zelle*
· –verletzung, Lunge: *Princess*
Sticheleien, Schutz vor: *Moorfee*
Stillbeschwerden: *Herz, Stillsalbe**
· Abstillen: *Herz*
· Brustentzündung: *Brustschutzsalbe**
· Säugling verweigert die Brust: *Herz*
Stimmungsschwankungen: *Herz, Leber, Pfad, Princess, Solar*
· aufhellend: *Juwel*
· extreme: Helper
· bei Kälte und Regen: *Juwel*
Stirnchakra, ausgleichend: *Juwel*
Stirnhöhlenentzündung: *Juwel*
Stoffwechsel, anregend: *Leber, Solar, Strahl, Sunrise, Waldfee*
Stöhnen, vor sich hin: *Medulla*
Stolpern: *Princess, Schutz*
· aus Eigensinn: *Ball*
Stottern: *Herz, Solar, Strahl*
Strahlung, Schutz vor: *Magnet*
Streit: *Herz, Leber, Tier*
Stress: *Herz, Kelch, Leber*
· Folgen von: *Kelch*
· Schutz vor: *Herz, Kelch*
· –bedingte Entzündungen, Infekte: *Kelch*
Struktur, sorgt für: *Knie, Jacumbo, Princess, Waldfee*
Struma: *Strahl, Zelle*
stubenrein, nicht: *Tier*
Sturz, auch Prophylaxe: *Princess, Magnet*
Sucht: *Herz, Leber, Pfad, Rad, Solar, Tier*
Süßigkeiten
· Abneigung gegenüber: *Wiege*
· Folgen von zu viel: *Leber, Sunrise*
· Sucht nach: *Solar, Tier*
Suizid, Neigung zu: *Rad, Trän. Herz*

T

Tag-Nacht-Rhythmus gestörter: *Ball, Magnet*
Talente
· Missbrauch von, verhindert: *Tier*
· verborgene wecken: *Herz, Tier*

Taubheit: *Jacumbo, Waldfee, Zelle*
· Bein, nach Zeckenbiss: *Moorfee*
· Füße, nach Überfahren: *Jacumbo*
· Narben: *Jacumbo, Medulla, Rad, Zelle*
Teamarbeit: *Waldfee*
Telefon, schnurloses (DECT): *E-Smog*
Temperatursturz: *Juwel*
Tennisarm: *Wiege*
Tetanus Impfung, Folgen von: *Magnet, Moorfee, Princess, Tier, Zelle*
Thrombophlebitis: *Leber, Princess, Venensalbe**
Tic: *Tier*
Tierchakra: *Tier*
Tiere(n), allgemein: *Tier*
· Alternative zum Einschläfern: *Herz, Rad*
· Angst vor: *Herz, Tier, Wiege*
· Epidemie, Schutz vor: *Kelch, Tier*
· stubenrein, nicht: *Tier*
· Umgebung neu: *Pfad, Tier*
· Vergiftung: *Leber, Sunrise, Tier*
· Vogelgrippe: Tier
Tinnitus: *E-Smog, Herz, Juwel, Strahl*
Tonsillektomie: *Hüter*
Torticollis: *Schutz, Strahl, Waldfee*
tränende Augen bei Heuschnupfen: *Juwel, Licht, Trän. Herz*
Tränensäcke: *Strahl, Trän. Herz, Zelle*
Träume, Alp-: *Herz*
Transformation: *Sunrise*
Trauer: *Herz, Lach. Herz, Pfad, Princess, Rad, Trän. Herz, Wiege*
Trauma: *Herz, Pfad, Princess, Rad, Wiege*
· akut, körperlich: *Balsam, Princess*
· durch Geburt: *Herz, Kelch, Medulla, Pfad, Princess, Rad, Wurzel*
· durch Kopfverletzung: *Licht, Pfad, Princess*
· seelisch: *Herz, Jacumbo, Rad, Wiege*
Traurigkeit, tiefste: *Trän. Herz*
Trennungsschmerz: *Herz, Pfad, Rad, Tier*
Trichterbrust: *Herz, Hüter*
Triebhaftigkeit: *Tier*
Trockenheit
· Augen: *Licht*
· Schleimhäute: *Sunrise, Waldfee*
Trostspender: *Balsam, Herz*
Tuberkulose, Bezug zur: *Ball, Kelch*

U

Übelkeit: *E-Smog, Leber, Solar, Sunrise*
· auf Reisen, im Auto, Zug: *Leber, Solar*
· durch zu viel Süßes: *Leber, Sunrise*
· wellenartig, Erbrechen unmöglich: *Sunrise*
Überlebenskampf, täglicher: *Pfad*
Überreaktion auf homöop. Mittel: *Herz*
Überreizung
· durch Elektrobelastung: *E-Smog*
· Gespräche, zu viele: *Helper, Pfad*
· der Nerven: *Kelch, Pfad, Solar*
Überwinden von
· Begrenzungen: *Ball, Knie*
· Dualiät, Gegensätzen: *Hüter*

· sich selbst: *Knie, Tier*
Ulcus cruris: *Leber, Sunrise, Zelle*
Ultraschall, vor u. nach: *Magnet, Zelle*
Umbruchsphase: *Pfad, Rad*
Umknicken, Schutz vor: *Princess*
Umweltschützer, hilfreich für: *Sunrise, Trän. Herz*
Unentschlossenheit: *Pfad*
Unerbittlichkeit gegenüber sich selbst: *Lach. Herz*
unfallgefährdete Menschen: *Ball, Princess, Schutz*
Unfruchtbarkeit: *Kelch*
· durch Polio Impfung: *Magnet, Moorfee*
– Wirbelsäulenverschiebung: *Magnet*
Ungeduld: *Ball, Leber, Tier*
Ungehorsam: *Strahl*
ungeliebt, sich fühlen: *Herz, Wiege*
Ungezieferbefall: *Moorfee*
Unordnung: *Jacumbo, Princess, Waldfee*
Unruhe: *Ball, E-Smog, Tier, Wurzel*
· der Beine: *Knie, Magnet, Solar, Wurzel*
· bei Kindern: *Ball, Tier, Wurzel*
Unsauberkeit: *Tier, Rad*
Unselbstständigkeit: *Herz, Solar*
Unsicherheit: *Herz, Solar, Strahl*
Unterdrückung: *Tier, Wiege*
Unterleib: *Kelch, Tier, Wurzel*
· Verätzung, Konsation: *Kelch, Zelle*
Unterlidödeme: *Trän. Herz*
Unterscheidungsvermögen, stärkt: *Licht, Pfad*
Unterwerfung: *Tier*
Unverträglichkeit
· Hitze: *Herz, Solar, Sunrise*
· Nahrungsmittel: *Herz, Juwel, Leber, Licht*
Urteil, salomonisches: *Weisheit*
Urvertrauen, stärkt: *Pfad*
Uterus (siehe Gebärmutter): *Kelch*

V

Venen
· Besenreisergefäße: *Leber, Princess*
· Entzündung (Thrombophlebitis): *Leber, Princess, Venensalbe**
· Hitze verschlechtert: *Solar*
· Krampfadern: *Leber, Princess, Venensalbe**
Veränderung
· Angst vor: *Pfad, Rad, Solar, Schutz*
· Vertrauen in: *Hüter*
Verantwortung
· Angst, zu tragen: *Schutz, Solar*
· übernehmen, zu viel: *Hüter*
Verarmung, Angst vor: *Princess, Lach. Herz*
Verbrennungen, auch radioaktive: *Zelle*
Verdauung, gestört: *Bonding*, Hüter, Leber, Solar*
· verursacht Bluthochdruck: *Herz, Leber, Solar*
Verdrängung von Konflikten: *Solar, Wiege*
vereinnahmend, in Beziehungen: *Tier*
Verengung Herzkranzgefäße: *Herz*
vergeben, hilft zu: *Herz*
Vergiftung: *Leber, Medulla, Sunrise*

· Alkohol: *Leber*
· Gas: *Medulla*
· Gedanken, eigene: *Leber*
· injizierte Medikamente: *Moorfee*
· Insektizide, Medikamente: *Leber, Sunrise, Tier*
· Kohlendioxyd, -monoxyd: *Medulla*
· Kunstdünger: *Sunrise, Tier*
· Lebensmittel: *Leber*
· Lösungsmittel: *Medulla*
· Radioaktivität: *Magnet*
· Schimmelpilze: *Juwel, Leber*
· bei Tieren: *Leber, Tier*
· Wasser, verdorbenes: *Sunrise*
Vergewaltigung, für Opfer und Täter: *Tier*
Verhaltensauffälligkeit, bei Kindern: *Ball, Herz, Tier*
Verhalten, exzentrisches: *Princess*
verhungern, Angst zu: *Solar*
Verjüngung: *Magnet, Zelle*
Verkrümmung (spast. Hand), nach Impfung: *Moorfee, Waldfee*
· Wirbelsäule: *Hüter, Magnet*
Verletzung: *Herz, Knie, Licht, Pfad, Princess, Wiege, Zelle*
· blutende: *Herz, Zelle*
· emotionale: *Herz, Wiege*
· Geburt, durch: *Pfad, Princess, Rad*
· Gelenke: *Knie, Princess*
· Knie: *Knie*
· Kopf: *Licht, Pfad, Princess*
· Lunge, Stichverletzung: *Princess*
· Narben, Wunden: *Zelle*
· Rippen: *Princess*
· stumpfe Gegenstände, durch: *Princess*
· vorbeugend, bei Unfallgefährdung: *Ball, Princess*
Verlustangst: *Herz, Pfad, Juwel, Lach. Herz, Solar, Wiege*
Verrenkung: *Knie, Princess*
versagen, Angst zu: *Pfad, Solar*
Verschleimung: *Herz, Medulla*
Verschlucken, sich: *Medulla, Strahl*
Verspannungen durch
· Atlasfehlstellung: *Licht*
· Belastung des Rückens: *Magnet, Waldfee, Wiege*
· spastische, nach Impfungen: *Moorfee*
Verstand, Angst ihn zu verlieren: *Helper*
verstandesbetont: *Pfad*
Verstauchung: *Princess, Wiege*
· Knöchel: *Princess, Schutz*
Verstopfung: *Hüter, Leber*
Vertrauen
· blindes, in Äußerlichkeiten: *Lach. H.*
· Notzeiten, auch in: *Pfad*
· Selbstheilungskräfte, stärkt: *Kelch, Lach. Herz, Pfad*
– bei Krebs, fehlendes: *Pfad*
· Verlust: *Balsam, Herz, Hüter, Medulla, Pfad, Rad, Solar, Schutz, Wiege*
Verwachsungen, Nasenscheidewand: *Hüter*
Verwurzelung im Leben, schwierig: *Hüter, Wurzel*
verzeihen, hilft zu: *Herz*
Verzettelung, in Kleinigkeiten: *Medulla, Strahl*
Verzweiflung, den Weg verloren zu

haben: *Pfad*
Völlerei: *Leber, Solar*
Vogelgrippe: *Tier*
Vorgesetzte(n) und Autoritäten, Angst vor: *Tier*
Vorschriften machen, anderen: *Hüter*
Vorträge, Angst zu halten: *Solar, Strahl*
vorwärts gehen, geschützt: *Schutz*

W

Wachkoma: *Medulla*
Wachsen, über sich selbst hinaus: *Knie*
Wachstum(s)
· -fördernd, auch bei Pflanzen: *Knie, Magnet, Zelle*
· -schmerzen: *Balsam, Knie, Magnet*
Wadenkrämpfe: *Solar, Wurzel*
Wärmehaushalt, gestört: *Solar, Wurzel*
Wahnsinn: *Helper*
wahnsinnig vor Schmerzen: *Balsam, Leber*
Wahrheit, lebt nicht die eigene: *Hüter*
wahrheitssuchend: *Hüter*
Wahres vom Falschen trennen: *Hüter, Licht, Pfad*
Wanderröte, nach Zeckenbiß: *Moorfee, Salbe nach Zeckenbiß*, Zelle*
Wankelmut: *Pfad, Princess*
Warzen: *Zelle*
· Dornwarzen: *Moorfee, Schutz, Zelle*
· Finger, Zehen: *Magnet, Moorfee, Zelle*
Wasser
· Angst vor: *Herz, Medulla*
· Ansammlung im Bauch: *Wiege*
· Chlorwasser, schwimmen im: *Sunrise*
· Lunge, in der: *Medulla*
· verdorbenes: *Sunrise*
Wechsel im Lebensabschnitt: *Pfad, Rad*
Wechselbad der Gefühle: *Sunrise*
Wechseljahre, Hitzewallungen: *Kelch, Solar, Sunrise*
weckt verborgene Talente: *Herz, Tier*
weglaufen von zu Hause: *Pfad, Tier*
Wehen
· -fördernd bei Geburt: *Kelch, Magnet*
· unerträglich durch Rückenschmerzen: *Magnet*
· vorzeitige: *Herz, Kelch, Solar*
Weinen
· kann nicht mehr: *Trän. Herz*
· viel: *Trän. Herz*
Weißfleckenkrankheit (Vitiligo) nach Tetanus Impfung mit Kribbelgefühl: *Moofee*
weise, macht das Herz: *Weisheit*
Weisheitszähne: *Weisheit*
· Platzmangel: *Weisheit*
· Schmerzen bei Zahnung: *Hüter, Magnet, Strahl, Weisheit*
Weit, erweiterte Gefäße: *Ball*
wellenartige Beschwerden: *Sunrise*
weltliche Dinge, Angst davor: *Solar*
Wespenstich: *Herz, Moorfee*
Wetter, Beschwerden durch:
· Föhn: *Wiege*
· nasskaltes, empfindlich auf: *Juwel*
· Schnee (Gelenke): *Wiege*
· warmes: *Solar*
· -wechsel, Gliederschmerzen: *Wiege*

· -wechsel kalt–warm: *Wiege*
· -wechsel warm–kalt: *Juwel*
Widerstände, überwinden: *Knie*
wilde Tiere, Angst davor: *Herz, Tier, Wiege*
Willensstärkung: *Pfad, Strahl, Tier*
Wirbelsäule: *Hüter, Jacumbo, Knie, Magnet, Waldfee, Wiege, Wurzel, Zelle*
· Bandscheibenvorfall: *Magnet*
· Beweglichkeit: *Knie, Magnet, Wiege, Zelle*
· Blockaden, löst: *Magnet*
– impfbedingt: *Moorfee*
· Brüche, akute und alte: *Jacumbo, Magnet*
· durchgebrochen, wie: *Jacumbo*
· Fehlstellung: *Magnet*
· Knieprobleme, verursacht: *Knie, Magnet*
· Knochen-Tbc, Folgen von: *Magnet, Princess, Zelle*
· Kraftlosigkeit: *Magnet*
· Lähmung: *Hüter, Magnet, Waldfee*
· Lähmung, lumbal: *Magnet, Wurzel*
· Schleudertrauma: *Magnet*
· schwache: *Magnet*
· Skoliose: *Magnet*
· Steifigkeit: *Magnet, Wiege*
· Titanplatte: *Magnet, Princess*
· Verschiebung: *Magnet*
Workaholic: *Herz, Kelch, Leber, Rad, Tier*
Wunden, Verletzung: *Zelle*
Wundheilung, verzögerte: *Jacumbo, Zelle*
Wundliegen, Dekubitus: *Zellsalbe spezial*
wundgelaufene Füße, Blasen: *Zelle*
Wurzelchakra, reinigt: *Wurzel*
Wurzelprobleme an Haaren, Nägeln, Zähnen etc.: *Wurzel*
Wut: *Leber, Tier*

Y

Yoga, Lockerung des Körpers: *Wiege*

Z

Zahn, Zähne
· ausgeschlagen: *Wurzel*
· beherdet: *Waldfee, Wurzel, Zelle*
· engstehend: *Hüter, Strahl, Weisheit*
· Extraktion, nach: *Balsam, Wurzel, Zelle*
· Fehlstellung
– Oberkiefer: *Hüter, Magnet*
– Unterkiefer: *Magnet, Strahl*
· Festigung, der: *Hüter, Jacumbo, Wurzel*
· Fisteln: *Waldfee, Zelle*
· Füllungen passen nicht (wegen Atlasverschiebung): *Licht*
· Implantate: *Jacumbo, Wurzel, Zelle*
· Knirschen: *Leber, Strahl, Tier*
· locker: *Hüter, Jacumbo, Wurzel*
· locker durch Quecksilberbelastung: *Hüter, Sunrise*
· Milchzähne fallen nicht aus: *Rad, Wurzel*
· Parodontose: *Hüter, Leber, Zelle*
· Prothese, Spange drückt: *Tier*

· Schmerzen: *Balsam, E-Smog, Leber, Magnet, Waldfee, Zelle*
· Spange, Schmerzen: *Magnet, Tier*
· vereitert: *Waldfee, Wurzel, Zelle*
· Verfärbungen: *Wurzel, Zelle*
· Weisheitszähne, Platzmangel: *Balsam, Magnet, Strahl, Weisheit*
· Wurzelprobleme: *Hüter, Wurzel*
· Zahnstein: *Zelle*
· Zahnungsbeschwerden: *Hüter, Magnet, Strahl, Weisheit*
· zusammengebissen: *Leber, Strahl, Tier*
Zahnfleisch: *Zelle*
· blutet: *Leber, Zelle*
· geschwollen: *Leber, Zelle*
· schwindet: *Strahl, Wurzel, Zelle*
· Zyste: *Waldfee*
Zahnung
· Schmerzen, bei: *Hüter, Magnet, Strahl, Wurzel*
· Weisheitszähne: *Weisheit*
Zangengeburt: *Pfad, Princess, Rad*
Zecken
· abgebrochene Köpfe oder Zecke leichter entfernen: *Moorfee*
· –biß, Taubheit im Bein nach: *Moorfee, Zelle, Salbe nach Zeckenbiß**
· Schutz vor: *Moorfee*
· Wanderröte: *Moorfee, Zelle*
Zellregeneration: *Zelle*
· –verletzungen aller Art: *Zelle*
Ziel
· fokussieren, auf ein: *Hüter, Pfad, Strahl*
Zigaretten, Entzug: *Leber, Tier*
Zufriedenheit, fehlende: *Herz, Pfad, Solar*
zu Hause fühlen, sich nirgendwo: *Pfad, Wurzel*
Zuversicht: *Pfad, Princess*
Zeit
· –druck: *Herz, Kelch, Pfad, Tier*
· –umstellung, -zone, Sommerzeit: *Ball, Magnet*
Zunge
· Brennen: *Leber*
· Kribbeln mit Luftnot: *Licht*
Zustände
· chaotische: *E-Smog, Helper, Waldfee*
· wellenförmige: *Sunrise*
Zwang: *Tier*
· essen, zu: *Tier, Solar*
· Kontroll-: *Hüter, Tier*
Zwerchfellbruch: *Jacumbo, Solar*
· –hochstand: *Solar*
Zyste: *Zelle*
· Bakerzyste: *Knie, Zelle*
· Eierstöcke: *Kelch*
· Gebärmutter: *Kelch, Wurzel, Zelle*
· Leber: *Leber, Zelle*
· Schilddrüse: *Strahl, Zelle*
· Zahn, Zahnfleisch: *Waldfee*

Impffolgen aufspüren und behandeln

Wer wisssen möchte, ob und welche Spuren die Impfungen bei sich selbst und seinen Kindern hinterlassen haben, kann den Test mit der *Moorfeee Salbe* durchführen. Diese Salbe kann nach dem Prinzip der Ähnlichkeit überall dort eingesetzt werden, wo etwas Giftiges in den Körper injiziert worden ist; sei es durch den Stachel eines Insekts oder durch eine Impfung, die durch das Serum von kranken Tieren, Schwermetallen etc. belastet ist.

Die Durchführung: Salben Sie die tatsächlichen oder vermuteten Impfeinstichstellen wiederholt mit der *Moorfee Salbe* ein. Als Reaktion können sich lokale, allgemeine oder spezifische Symptome auch an anderen Körperstellen zeigen. Jede Reaktion auf die Salbe weist auf eine kleine oder größere Impffolge hin.

Die Behandlung: Tragen Sie die *Moorfee Salbe* 1–2 mal täglich auf die reagierende Impfeinstichstelle auf. Zusätzlich können Sie zur Entgiftung innerlich 2 x 2 Tropfen der *Moorfee Essenz* einnehmen. Im Laufe der Entgiftung können ähnliche Reaktionen auftreten wie nach der Impfung, jedoch in abgeschwächter Form. Das Auftragen der *Moorfee Salbe* an den betroffenen Körperstellen fördert den Heilungs- und Entgiftungsprozess, der sich über mehrere Wochen oder Monate erstrecken kann. Weitere Entgiftungsreaktionen können Durchfall, Schnupfen etc. sein. Sie gehen sehr gestärkt aus diesem Prozess hervor.

Durchführung einer Heilsitzung

Diese Methode verstärkt und beschleunigt die heilsame Wirkung der Chakrablüten Essenzen. Nehmen Sie sich dafür etwas Zeit.
Setzen Sie sich entspannt aufrecht hin, möglichst ohne den Rücken anzulehnen. Erden Sie sich, indem Sie mit Ihren Fußsohlen den Kontakt zum Boden spüren und mit Ihrem Gesäß den Stuhl unter sich wahrnehmen. Nun atmen Sie tief durch und geben einen oder mehrere Tropfen auf Ihren Handrücken und schlecken diese ab.

Richten Sie Ihre Aufmerksamkeit auf den Ort der Beschwerden und wünschen Sie sich Heilung, bedingungslos, ohne etwas Bestimmtes zu erwarten. Überlassen Sie jetzt alles Weitere den geistigen Kräften, die in diesem Moment durch die Essenz wirken.

Indem Sie in Liebe die Affirmation sprechen, können Sie den nun eingeleiteten Heilungsprozess verstärken.

Zum Abschluss der Heilsitzung bedanken Sie sich bei den geistigen Kräften für Ihre Heilung.

Eine Heilsitzung kann auch mit einem Chakrablüten Essenzen Therapeuten durchgeführt werden, der erkennt, welche Essenzen möglicherweise für die Weiterbehandlung oder zum Auflösen von Blockaden angezeigt sind.

Weitere Literatur über Chakrablüten Essenzen und Bezugsquellen

Die **SURYA – Lebensfreude & Selbstheilung** – *Fachzeitschrift für Homöopathie und Chakrablüten Essenzen* informiert Sie dreimal jährlich über Neuigkeiten aus Entwicklung, Forschung und Anwendung der Essenzen. Fordern Sie ein gratis Probeexemplar an, auch zum Downloaden. In unserem Internetshop finden Sie unter Kundenrezensionen sowie im Forum Erfahrungsberichte von Anwendern. Auf unserer Webseite können Sie sich auch über die Ausbildung informieren.

Die *Essenzen* sind in 10 ml Blauglasfläschchen mit weißer Tropfpipette erhältlich. Die *Sprays* mit Feinzerstäuber enthalten 50 ml der Essenz auf Quellwasserbasis. Die *Salben* in Blauglastiegeln gibt es in zwei Größen, 25 und 50 g, einige auch im Plastikspender zu 15 und 200 g.
Es sind keine Heilmittel.

Alle Produkte sind zu beziehen über
Lage & Roy, Tel. 08841/4455, Fax 2699, www.shop.
sowie über unsere ausgebildeten Chakrablüten Essenzen Therapeuten und von uns geschulte Apotheken.

Wo finden Sie Chakrablüten Essenzen Therapeuten?

Eine Liste erhalten Sie über unseren Lage & Roy Verlag oder unter www.lage-roy.de, Praxis, Berater in Ihrer Nähe.

Ratgeber von Ravi Roy und Carola Lage-Roy

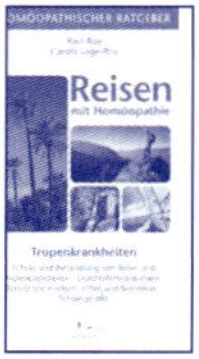

HR 1
Reisen mit Homöopathie Tropenkrankheiten

Schutz und Behandlung von Reise- und Tropenkrankheiten, Durchfallerkrankungen, Schutz vor Insekten, FSME und Borreliose, Schlangenbiß.

Ein unverzichtbarer Reisebegleiter! Prophylaxe und Behandlung von Tropenkrankheiten.

Mit Chakrablüten Essenzen.

168 Seiten (Westentaschenformat)
15., akt., erw. Aufl. 2012
auch als E-Book und auf englisch

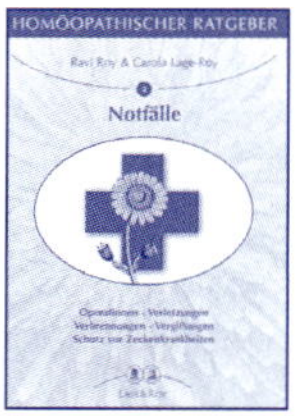

HR 2 – Notfälle

Operationen, Verletzungen, Verbrennungen, Vergiftungen, Schutz vor Zeckenkrankheiten.

Gehört in jeden Haushalt, hilfreich auch für Gruppenleiter. Wundversorgung, Sportverletzungen, Vorbereitung auf Operationen und Nachsorge.

80 Seiten, 13. Aufl. 2015

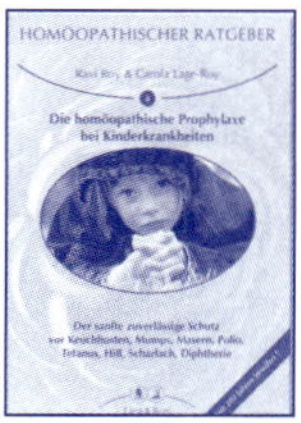

HR 4
Die homöopathische Prophylaxe bei Kinderkrankheiten

Der sanfte, zuverlässige Schutz vor Keuchhusten, Mumps, Masern, Polio, Tetanus, HiB, Scharlach, Diphtherie. Für Eltern, die ihre Kinder sanft, sicher und verantwortungsbewusst schützen möchten. Funktioniert seit 200 Jahren! Gegenüberstellung homöopathischer Prophylaxe mit den Impfungen.

104 Seiten, 13., vollst. überarb. Aufl. 2013,
auch als E-Book

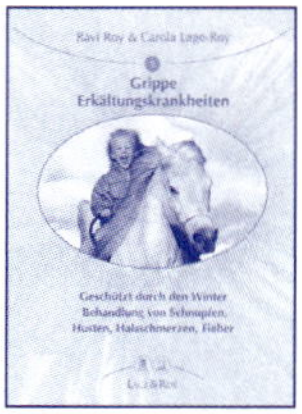

HR 5 – Grippe Erkältungskrankheiten

Geschützt durch den Winter, Behandlung von Schnupfen, Husten, Halsschmerzen, Fieber.

Die homöopathische Grippeprophylaxe mit vier möglichen Mitteln wird genau beschrieben.
Mit Symptomenverzeichnis.

152 Seiten, 6., erw. Aufl. 2010

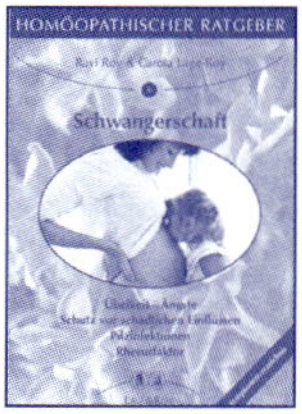

HR 6
Schwangerschaft

Übelkeit, Ängste, Schutz vor schädlichen Einflüssen, Pilzinfektionen, Behandlung der Rhesusfaktorunverträglichkeite

In der nebenwirkungsfreien Schwangerschaftsbehandlung liegt eine Domäne der Homöopathie. Sie wirkt in liebevoller Weise heilsam auf die Erbanlagen der Mutter, wodurch dem Kind eine gesündere Basis für sein ganzes Leben gegeben wird.

160 Seiten, 6., überarb. Aufl. 2008

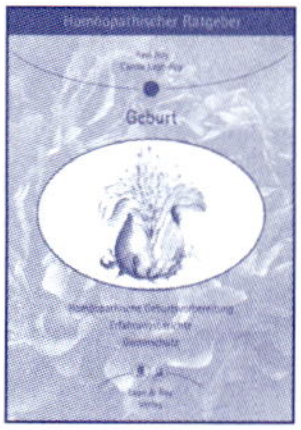

HR 7 – Geburt

Homöopathische Geburtsvorbereitung, Erfahrungsberichte, Dammschutz.

Eine selbstbestimmte sanfte Geburt ist eines der schönsten Erlebnisse im Leben jeder Mutter. Der Start ins Leben prägt das gesamte Leben Ihres Kindes. Nutzen Sie die fast unglaublichen homöopathischen Möglichkeiten für sich und Ihr Kind. Schluss mit der gewaltsamen Geburt.

80 Seiten, 5. Aufl. 2005

Ratgeber von Ravi Roy und Carola Lage-Roy

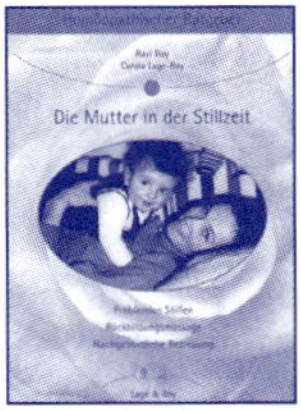

HR 8 – Die Mutter in der Stillzeit

Problemloses Stillen, Rückbildungsmassage, nachgeburtliche Betreuung.

Machen Sie die Stillzeit mit der Homöopathie zu einer Quelle der Kraft für sich und Ihr Baby.

104 Seiten, 1. Aufl. 2004

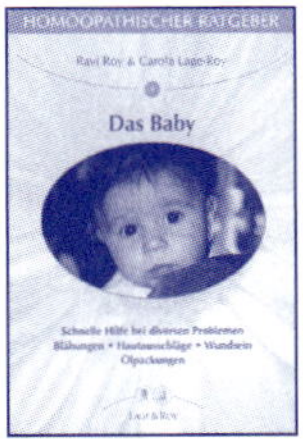

HR 9 – Das Baby

Schnelle Hilfe bei diversen Problemen. Blähungen, Hautausschläge, Wundsein, Ölpackungen.

Für Eltern, Hebammen und Therapeuten. Häufige Beschwerden und Krankheitszustände des Babys von der Geburt bis ins Kindergartenalter. Rezepte für gesunde Säuglingskost.

110 Seiten, 2. Aufl. 2011

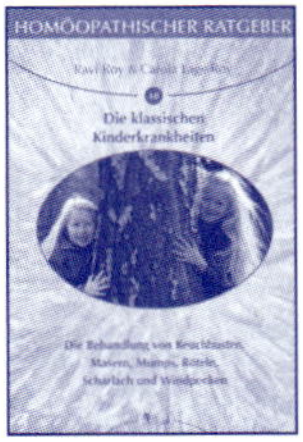

HR 10 Die klassischen Kinderkrankheiten

Die Behandlung von Keuchhusten, Masern, Mumps, Röteln, Scharlach und Windpocken.

Kinderkrankheiten sind für die Entwicklung Ihres Kindes sehr wichtig. Es ist wichtig, dass Eltern und Therapeuten sie richtig verstehen, um den Heilungsprozess mit homöopathischen Mitteln gut unterstützen zu können. Die Kinder zeigen danach mehr Selbstvertrauen und sind geistig wacher.

Jetzt auch mit Chakrablüten Essenzen.

80 Seiten, 8., überarb. Aufl. 2013

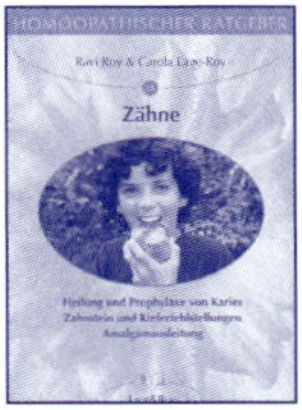

HR 11 – Zähne

Heilung und Prophylaxe von Karies, Zahnstein und Kieferfehlstellungen, Amalgamausleitung.

Karies, Zahnstein und Kieferfehlstellungen verhindern bzw. heilen! Alternativen zu Fluortabletten. Wie Sie die Angst vor dem Zahnarzt überwinden können. Mit Organzuordnungstabelle der Zähne.

80 Seiten, 9., erw. Aufl. 2015

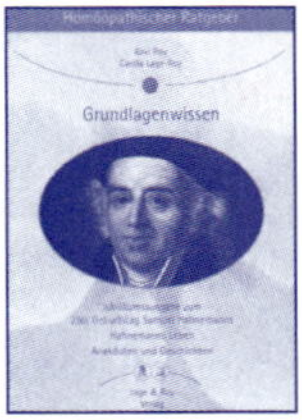

HR 12 Grundlagenwissen

Jubiläumsausgabe zum 250. Geburtstag Samuel Hahnemanns, sein Leben, Anekdoten und Geschichten.

Spannend und liebevoll verfasste Biographie Samuel Hahnemanns. Das Buch vermittelt seine Philosophie und das Basiswissen, gibt praktische Anweisungen zur Kunst der Fallaufnahme, Repertorisation, Mittelwahl und Weiterbehandlung.

144 Seiten, 5., erw. Aufl. 2005

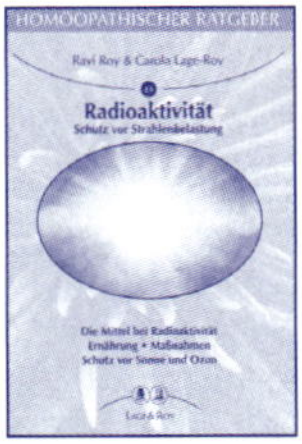

HR 13 Radioaktivität

Schutz vor Strahlenbelastung. Die Mittel bei Radioaktivität.

Mit vielen wertvollen Tipps zu Ernährung, Schutz vor Sonne und Ozon sowie allgemeine Verhaltensmaßnahmen. Mit Arzneimittelbildern und Fallbeispielen.

152 Seiten, 7., erw. Aufl. 2016, auch auf japanisch.

Ratgeber von Ravi Roy und Carola Lage-Roy

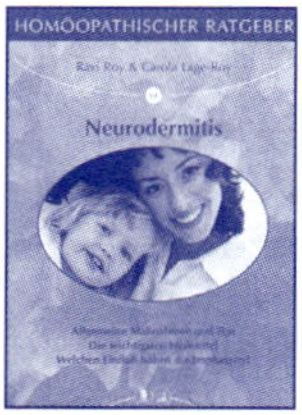

HR 14 Neurodermitis

Allgemeine Maßnahmen und Tips. Die wichtigsten Heilmittel. Welchen Einfluss haben die Impfungen?

Die Homöopathie bietet Möglichkeiten, dieses als schwer heilbar geltende Leiden zu heilen.

72 Seiten, 7 s/w Abbildungen, 7. Aufl. 2008

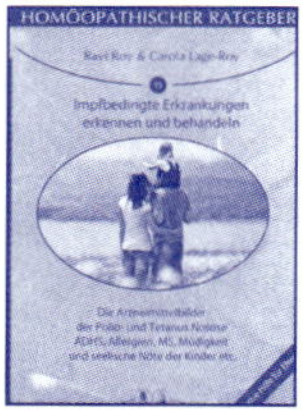

HR 15 Impfbedingte Krankheiten erkennen und behandeln

ADHS, Allergien, MS, Autismus und chronische Müdigkeit können Impffolgen sein. Arzneimittelbilder der wichtigsten Impfnosoden wie Tetanus und Polio.

Effektive Hilfe für Eltern. Informiert über die Zusammenhänge von Impfungen und den Tausenden von neuen Immunschwächekrankheiten. Mit Index und nützlichen Adressen. 168 Seiten,

8., vollst. überarb. und erw. Neuaufl. 2015

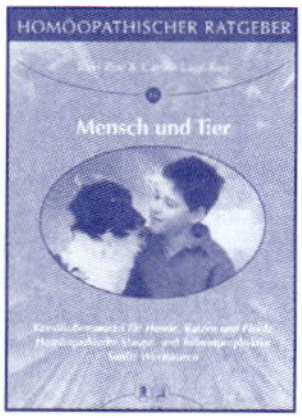

HR 16 Mensch und Tier

Konstitutionsmittel für Hunde, Katzen und Pferde. Homöopathische Staupe- und Tollwutprophylaxe. Sanfte Wurmkuren.

Eine Freude für alle Tierfreunde! Mit Homöopathie begleiten, unterstützen und Verhaltensstörungen vermeiden. Mit vielen Fallgeschichten und Symptomenregister.

136 Seiten, 32 Farbabbildungen, 5. Aufl. 2008

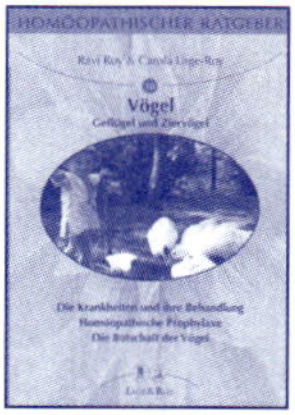

HR 18 – Vögel, Geflügel und Ziervögel

Die Krankheiten und ihre Behandlung. Homöopathische Prophylaxe. Die Botschaft der Vögel.

Dieser Ratgeber hilft Vögel- und Geflügelzüchtern sowie Hobbyzüchtern, ihre Vögel mit einfachen Mitteln gesund zu halten.

80 Seiten, 1. Aufl. 1995

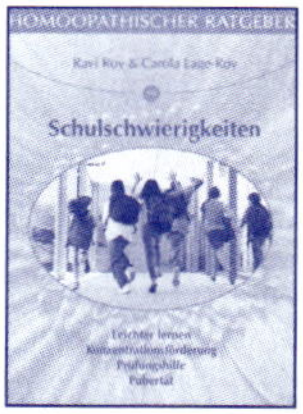

HR 19 Schulschwierigkeiten

Leichter lernen, Konzentrationsförderung, Prüfungshilfe, Pubertät.

Wenn Sie Ihrem Kind oder sich selbst das Lernen erleichtern möchten. Die Problematik wird ursächlich mit der Homöopathie angegangen: Lese-Rechtschreib-Schwäche, Dyskalkulie, Schulangst, Depressionen, Lernunlust. Leichter lernen mit Chakrablüten Essenzen.

Symptomenverzeichnis

128 Seiten, 6. Aufl. 2011

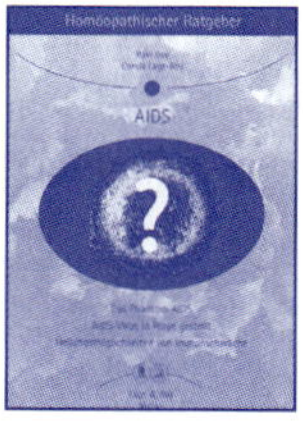

HR 20 – AIDS

Das Phantom AIDS, AIDS-Virus in Frage gestellt, Heilungsmöglichkeiten von Immunschwäche.

Für alle, die sich kritisch mit dem Gesundheitssystem auseinandersetzen. Den Dogmen über AIDS werden Tatsachen gegenübergestellt sowie die echten Ursachen für ein geschwächtes Immunsystem und homöopathische Therapiemöglichkeiten aufgezeigt. Dieser Ratgeber vermittelt Hoffnung: AIDS ist heilbar!

120 Seiten, 2. Aufl. 2005

Bücher von Ravi Roy und Carola Lage-Roy

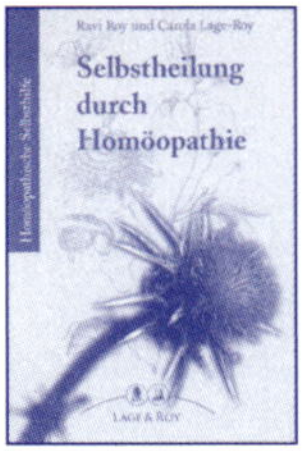

Selbstheilung durch Homöopathie

Für alle, die sich in Akutfällen selbst helfen möchten, ist dieses Buch ein vorzüglicher Ratgeber in vielen Lebensbereichen. Die übersichtliche Darstellung der einzelnen Krankheitsbilder und ihrer Symptome erleichtert die Mittelwahl. Mit wertvollen Hinweisen und Tips, wenn kein homöopathisches Mittel zur Hand ist.
416 Seiten, 2. Aufl. 2014

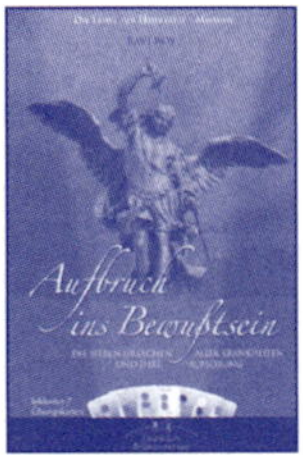

Aufbruch ins Bewußtsein

Die sieben Ursachen aller Krankheiten und ihre Auflösung.

Die sieben Miasmen werden von ihrem Wesen her erklärt. Für jeden Wochentag wird eine geistige Übung vorgestellt, um das Miasma anzugehen.
184 Seiten, 4-farbig, mit 7 farb. Übungskarten, geb., 1. Aufl. 2009

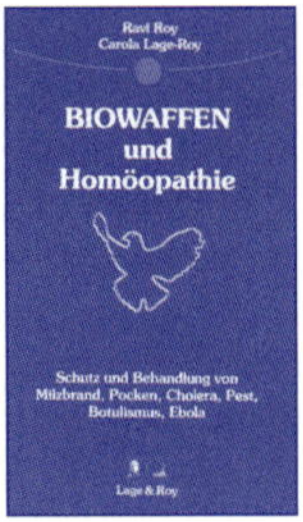

Biowaffen und Homöopathie

Schutz und Behandlung von Milzbrand, Pocken, Cholera, Pest, Botulismus, Ebola.

Die neuesten Erkenntnisse zur Prophylaxe von Infektionskrankheiten! Auf die Stärkung der inneren Organe mit speziellen Organaufbaumitteln wird ausführlich eingegangen. Diese Mittel sind auch wichtig in der Krebstherapie und bei Immunschwächekrankheiten.
216 Seiten, geb., 1. Aufl. 2001

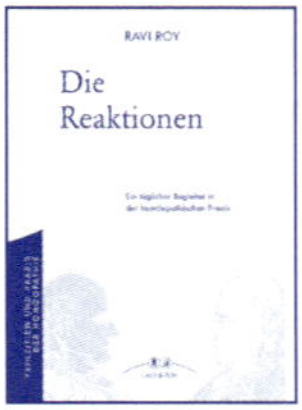

Die Reaktionen und die LM-Potenzen

Ein täglicher Begleiter in der homöopathischen Praxis.

Ein wichtiges Buch für die homöopathische Behandlung, die Beurteilung des Verlaufs und der dabei auftretenden Heilreaktionen. Anschaulich werden komplexe Sachverhalte durch Graphiken dargestellt. Praktische und lebensnahe Beispiele tragen zu einem leichteren und besseren Verständnis der Inhalte bei. Die verschiedenen Heilblockaden sind klar definiert.
328 Seiten, geb., 1. Aufl. 2010

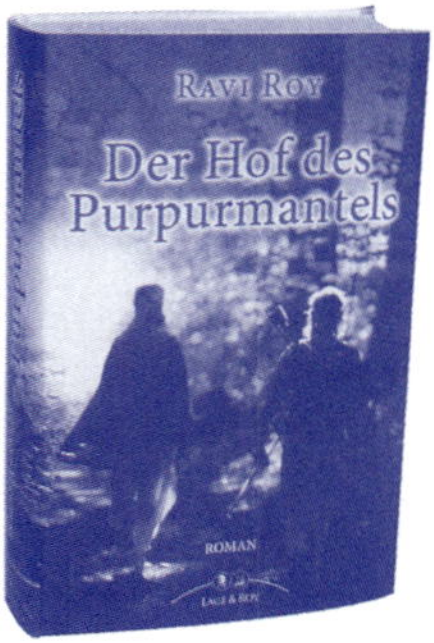

Der Hof des Purpurmantels

Ravi Roy vermittelt in seinem ersten Roman ein tiefes Verständnis für die Prinzipien und Gesetzmäßikeiten der Heilung, indem er den Leser auf die abenteuerliche und gefährliche Reise eines jungen Heilers mitnimmt. Dem Autor gelingt es auf spannende Weise, die Wesen der Arzneimittel und Heilkräuter in die Handlung einzuflechten. Ein aufrüttelndes Buch, das den Zeitgeist trifft und inspiriert.
560 Seiten, geb. mit Schutzumschlag,
51 farb. Illustrationen, 1. Aufl. 2015

Lebensfreude & Selbstheilung

SURYA-Zeitschrift für Homöopathie und Chakrablüten Essenzen

SURYA ABO: 3 Ausgaben jährlich für Euro 20,– zzgl. Porto
Einzelheft 7,50 plus Porto

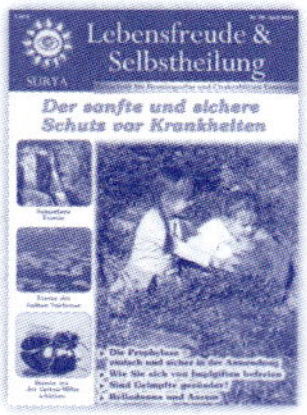

SURYA 28

- Aurum metallicum
- Belladonna
- Die homöopathische Prophylaxe bei Kinderkrankheiten
- Sind Geimpfte gesünder?
- Studie: Bienen vor Varroa-Milbe schützen
- Felsenherz Essenz • Essenz Gelbe Teichrose
- MS als Folge der Hepatitis Impfung

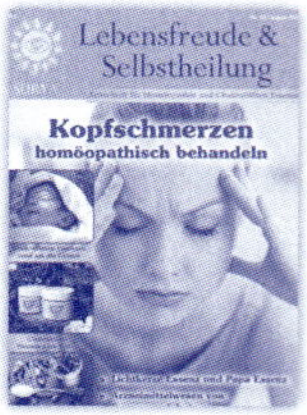

SURYA 29

- Jodum
- Ferrum metallicum
- Lichtkerze Essenz
- Papa Essenz
- Akute Infekte der Ohren, Lunge und Atemwege
- Chakrablüten Essenzen rund um die Geburt • Brustentzündung
- Wenn die Muttermilch nicht fließt
- Stillsalbe • Brustschutzsalbe
- Einsatz der Chakrablüten Salben

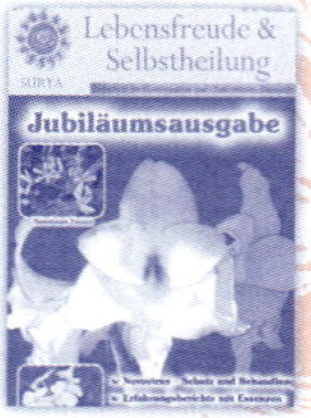

SURYA 30

- Acht neue Essenzen: Amaryllis, California Dream, Currybaum, Mango, Multiple Power, Niembaum, Regenbogen, Sirius
- Mercurius
- Viele Erfahrungsberichte
- Ausbildung: homöopathische Prophylaxe
- Norovirus – Schutz und Behandlung
- Welche Essenzen bei Verletzungen?
- Aggressivität nach Tetanusimpfung
- Entzugskopfschmerzen homöopathisch behandeln

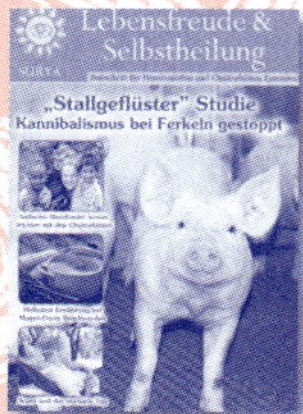

SURYA 31

- Stallgeflüster-Studie, Kannibalismus bei Ferkeln gestoppt
- Arzneimittelbilder Arsenicum album, Apis mellifica und Zincum
- Lernbereitschaft mit Chakrablüten Essenzen verbessert
- Stillsalbe • Brustschutzsalbe
- Erfahrungsberichte

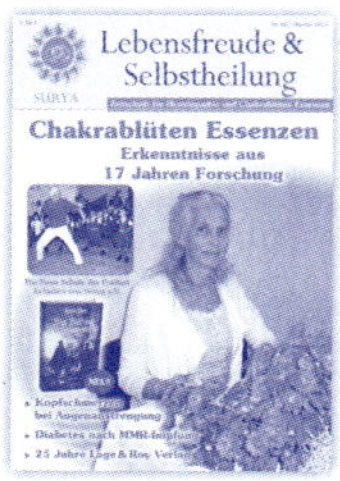

SURYA 32

- Chakrablüten Essenzen: Erkenntnisse aus 17 Jahren Forschung
- Veratrum album
- Syphilinum
- Diabetes nach MMR-Impfung bei 2-Jährigem
- Homöopathische Behandlung von Kopfschmerzen durch Augenanstrengung
- Suryas neue Schule der Freiheit in Indien

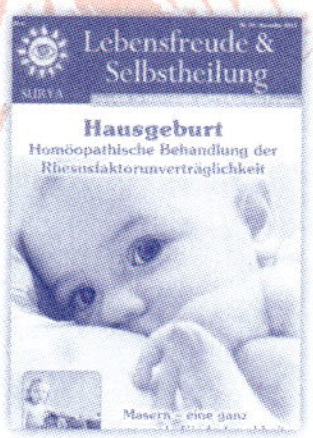

SURYA 33

- Hausgeburt
- Homöopathische Behandlung der Rhesusfaktorunverträglichkeit
- Angstfreie Kinder ohne Ultraschall
- Masern – Sinn und Zweck der Panikmache
- Masern Nosode (Morbilinum)
- Hyoscyamus (Bilsenkraut) und Phosphor
- Trauma-Kopfschmerz
- 25 Jahre Lage & Roy Verlag
- Milch in der heilsamen Ernährung

Carola Lage-Roy

Die Welt der Chakrablüten Essenzen

Wesen und Wirkung der ersten zwölf Essenzen.
Das unverzichtbare Grundlagenwerk in Neuauflage!

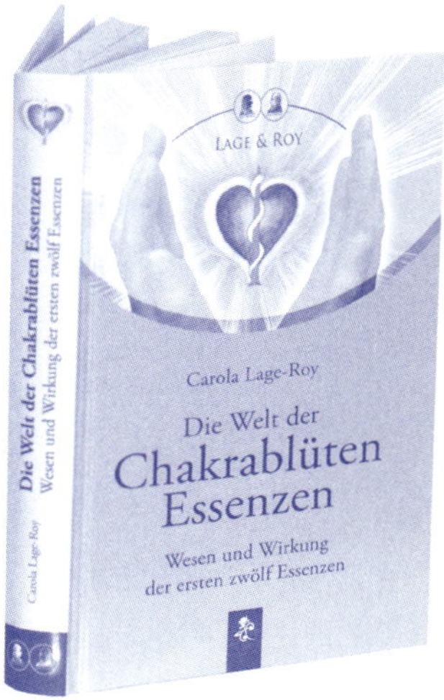

Das Wesen und die Wirkung der ersten 12 Essenzen werden hier ausführlich beschrieben, mit Hinweisen für die Anwendung und vielen Fallbeschreibungen. Die Geschichten ihrer jeweiligen Entdeckung nehmen Sie mit auf die spannende Reise in die Welt der Chakrablüten Essenzen.
Eine Fülle neuer Erkenntnisse sind in diese Neuauflage eingeflossen: Was das Besondere an den Chakrablüten Essenzen ist, und wie die Salben und Sprays anzuwenden sind.

Die Chakrablüten Essenzen sind eine wunderbare Möglichkeit, sich selbst einfach und tiefgreifend zu helfen.

384 Seiten, gebunden, 16 x 22 cm, Lesebändchen, 2-farbig,
4-farbige Chakrenkarte, Symptomenregister
3., vollst. überarb., erw. Neuaufl. 2015, ISBN 978-3-929108-30-9